会話例とワークで学ぶ

理学療法コミュニケーション論

編著　三宅わか子　松本　泉
　　　新井　和博　本田　知久

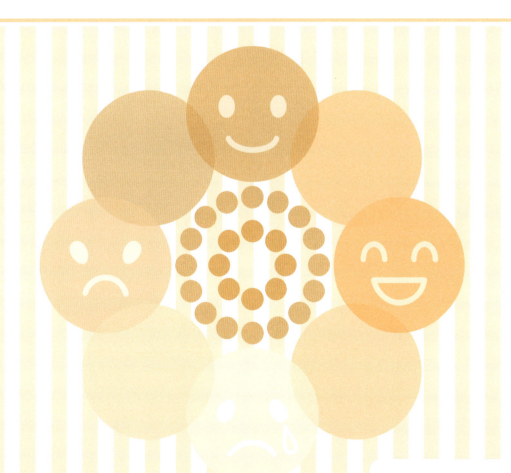

医歯薬出版株式会社

This book was originally published in Japanese
under the title of :

KAIWAREI TO WĀKU DE MANABU
RIGAKURYOUHOU KOMYUNIKĒSYONRON
(Practical Communication Theory for Physical Therapists : Learning by conversation examples and exercises)

Editors :

MIYAKE, Wakako, et al

MIYAKE, Wakako
 Full-time lecturer,
 Seijoh Rehabilitation Academy

© 2018 1st ed.

ISHIYAKU PUBLISHERS, INC.
 7-10, Honkomagome 1 chome, Bunkyo-ku,
 Tokyo 113-8612, Japan

●執筆者一覧

▍編著

三宅わか子 (みやけわかこ)	星城大学リハビリテーション学院
松本　泉 (まつもといずみ)	株式会社シーユーシー
新井　和博 (あらいかずひろ)	亀田リハビリテーション病院事務室
本田　知久 (ほんだともひさ)	総合南東北病院リハビリテーション科

▍執筆（執筆順）

三宅わか子 (みやけわかこ)	同上
堀本ゆかり (ほりもと)	国際医療福祉大学
松本　泉 (まつもといずみ)	同上
本田　知久 (ほんだともひさ)	同上
新井　和博 (あらいかずひろ)	同上
薄　直宏 (うすきなおひろ)	東京女子医科大学八千代医療センターリハビリテーション室
水上　志帆 (みずかみしほ)	星城大学リハビリテーション学院

(執筆順)

序　文

　医療に携わる者に求められるものとは何でしょうか？　あらためて考えてみると，これからの医療は患者・利用者（以下，対象者），家族そして国民から求められ，選ばれる時代になります．医療専門職である理学療法士は，よき医療人である前によき社会人であらねばなりません．よき社会人とは，どのようなことに対しても常に謙虚な気持ち，周囲の人達によって生かされているという感謝の気持ち，人の役に立ちたいという貢献の気持ちをもてる大人を指します．

　特に2025年を目途とした地域包括ケアシステムの構築が推進されている今日では，幅広い領域でわれわれ理学療法士の活躍とその能力が試されています．対象者の医療的問題から社会的問題が混在する状況の中で，質の担保された理学療法を提供することに加え，国民の健康増進，疾病予防に対する予防的介入においても，多職種が連携を取りながら補充的にアプローチを展開し，対象者の問題を解決することが望まれています．社会人として理学療法士がチームで働く保健・医療・福祉分野では，専門的知識・技術に加えコミュニケーション力が重要視されており，養成校での学内教育から臨床現場における学外教育，そして卒業後の新人教育に至るまで継続したコミュニケーション教育が重要です．

　今回，学生から新人1～2年目までの切れ目のないコミュニケーション教育について，具体的かつていねいに示すことを目的に，本書を作成することとなりました．書き手は，養成校の教員と臨床で人材育成に関わる理学療法士です．本書は学内教育の講義で使用しやすいように全15章より構成し，前半の1～5章はコミュニケーションを学ぶ目的およびコミュニケーションの基礎的知識についての解説，後半の6～15章は養成校，臨床現場で想定される各場面を提示し，会話例を用いて具体的な状況をイメージしたうえで，いくつかのワークを通じてよりよいコミュニケーションとは何かをみずからが考える構成としました．

　現代社会では多様なコミュニケーションツールがあふれ，若者の対面コミュニケーション力が低下しているという指摘もあります．理学療法士の仕事は，対象者・家族・多職種との直接的なやり取りが中心であり，どのような場面においても対象者の気持ちに寄り添いながら，専門家として質が担保された理学療法を提供できなければなりません．また，医療安全やクレーム対応，メンタルヘルスについても基礎的な知識と能力を持ち合わせることが求められています．良好な人間関係を築ける社会人を育成するために，すべての養成教育（養成課程）において基礎科目のカリキュラムにコミュニケーション教育が盛り込まれることが期待されています．本書がその教育のお役に立てば幸いです．

2018年10月

編者一同

推薦の序

　ついに待望の『会話例とワークで学ぶ　理学療法コミュニケーション論』が出版されました．本書は経験豊富な養成校の教員，臨床現場で働く理学療法士の7名の著者によって，理学療法士を目指す学生をはじめ就職して間もない新人，養成校教員や実習指導者向けにコミュニケーションの基礎から実践までを体系的に網羅し書かれています．多くの事例が具体的に会話形式で書いてあり，また各章ごとにペアワークやグループワークがしやすいように課題が出されています．各章の最後に「理解度チェックリスト」が添えられていることも特徴です．

　わが国初の理学療法士・作業療法士養成校が1963年に設立されて以来，世界情勢，社会や医療を取り巻く環境は大きく変化しており，それに伴い養成校の教育カリキュラムにも必要な科目が追加されてきました．2000年以降は通信技術が地球規模に発展し医療の現場もIT化の時代を迎え，従来の文書や電話を使ったコミュニケーション手段から電子を媒体とした情報のやり取りが主流になってきました．
　また医療の現場ではJC（Joint Commission：米国医療施設認定合同機構）に報告された警鐘事例（医療現場において患者に死亡や重度の障害を引き起こした不測の出来事）によると，事故の根本原因のほとんどが職員間のコミュニケーション不足によるものと指摘されており，患者安全のためのコミュニケーション教育が推奨されています．

　さらに，理学療法士作業療法士学校養成施設指定規則の中にコミュニケーションに対応できる科目を加える動きも追い風となり，今後は学術的にもコミュニケーション論が研究され発展していくと思われます．
　学内教育で学んだコミュニケーション論を臨床実習で実践することができるうえに，入職後の職場内および患者・家族との円滑な人間関係の構築にも役立ちます．もし人間関係に悩むようなことがあったら，本書を紐解いてみると問題解決の糸口が見えてくることでしょう．

2018年10月

前・亀田総合病院医療管理本部研究研修部継続学習センター　センター長
渡辺京子（理学療法士）

この本の使い方

(1) 目的

「実習で患者さんと何を話したらいいのかわからない」「担当した患者さんやその家族とうまく関係性が築けない」——理学療法士を目指す学生および新人理学療法士であれば,誰でも一度はこのように感じたことがあるであろう.

本書は,対象者との円滑なコミュニケーションの取り方について具体的な対応方法を学ぶことにより,少しでも不安を解消することを目的として作成された.

学生および新人理学療法士に必要なコミュニケーションスキルの基本をまとめ,想定されるコミュニケーションの各場面を提示し,またワークを通じてスキルを身に付け理解度をチェックできる内容となっている.

(2) 読者対象

1) 理学療法士を目指す学生
2) 新人理学療法士(1～2年目)
3) 理学療法士養成校の教員,臨床実習指導者
4) コミュニケーションスキルを身に付けたい方　など

(3) 全体の構成

理学療法養成課程の学内教育の講義で使用しやすいように全15章とした(前半1～5章はコミュニケーションを学ぶ目的およびコミュニケーションの基礎的知識,後半6～15章は養成校,臨床現場で想定される各場面について会話例を用いて具体的な状況を提示).コミュニケーションの定義を「相手と良好な関係性を築くという意図をもってなされる,双方向の意思疎通のプロセス」とし,各章ごとに学修目標を掲げ,ワークを通じてよりよいコミュニケーションとは何かをみずからが考える構成とした.専門用語は巻頭の用語集で簡単に説明し,各章で使用する用語は執筆者全員が共通言語として使用した.

学修は1～5章から始めることをお勧めするが,6～15章は興味のあるところから始めていただいてもよい.重要な内容はわかりやすいように図や表にまとめ,実際の場面はイラストでイメージできる構成になっている.自分ならばどう対応するのか? 会話例やワークのロールプレイを通じて考え,チェックシートを活用し,身に付いたスキルを実践していただきたい.

コミュニケーションの基本を身に付ける

基盤となる要素を身に付ける		実践する	社会的背景に合わせ対応する	
	聞く(聴く)			自分の役割・立場
	見る,感じる			相手(対象者,友人など)
	認める			発達段階(年齢)
	伝える			場面・状況
	応える			環境・文化

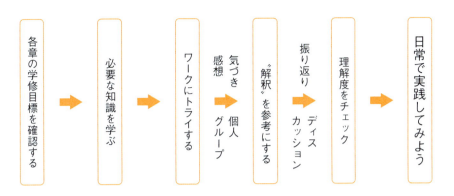

(4) 各章の学修ポイント

	テーマ	学修ポイント
第1章	なぜコミュニケーションを学ぶのか	社会人，医療専門職として身に付けたいコミュニケーションスキルの概要について理解を深める．
第2章	社会で働くために必要な力とは	理学療法士に必要な臨床能力（コンピテンシー）育成のため，社会人基礎力の実践的な体系化と医療コミュニケーション能力の必要性について理解を深める．
第3章	伝える・伝わるコミュニケーションとは	コミュニケーションの定義を理解し，理学療法士として必要なコミュニケーションスキルと活用について理解を深める．
第4章	コミュニケーションのタイプ	自分の性格の特徴，世代や価値観によるコミュニケーションの違いを理解し，コミュニケーションの幅を広げる．
第5章	コミュニケーションにおける解決と解消	問題を解決・解消するための基本的なコミュニケーションについて理解を深める．
第6章	養成校におけるコミュニケーション	同級生，先輩，後輩，教員，親とのコミュニケーションについて，ワークを通じてスキルアップする．
第7章	臨床実習で求められるコミュニケーション	臨床実習で成長しやすい考え方や指導者・対象者とのコミュニケーションについて，会話例を参考に理解を深める．
第8章	就職活動から入職までに身に付けたいコミュニケーション	面接技術のみにとらわれることなく，広い視点でのコミュニケーションを理解する．
第9章	人を育てるコミュニケーション	先輩理学療法士，実習指導者，教員など指導的立場におけるコミュニケーションスキルアップの要点をチェックする．
第10章	職場でのコミュニケーション	新人の立場での自己紹介や上司，他職種とのコミュニケーションについて会話例を参考に理解を深める．
第11章	臨床現場でのコミュニケーション	臨床現場におけるコミュニケーション方法をプロセスレコードに沿って理解する．
第12章	医療安全のためのコミュニケーション	医療安全におけるコミュニケーションエラーを理解し，伝え方・受け方のスキルアップする．
第13章	クレーム対応のコミュニケーション	クレーム対応の注意点をプロセスレコードに沿って学び，報告・振り返り方法について理解を深める．
第14章	ミーティングのためのコミュニケーション	ミーティングのためのコミュニケーションを理解し，その場にあわせた発言をする．
第15章	メンタルヘルスとコミュニケーション	メンタルヘルスとの関わりを理解したコミュニケーションについて，ワークを通じてスキルアップする．

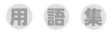

用語集

(五十音順)

用　語	解　説
阿吽 (あうん) の呼吸	二人以上で一つのことをするときに気持ちや調子がぴたりと合うこと.
インシデント	医療行為や管理面で, 間違いに事前に気づいたり, 誤った行為があっても対象者にほとんど害が及ばなかったりした事例で, 一般的に「ヒヤリ・ハット」といわれている事例を含む.
学外教育	養成課程の専門分野のうち臨床実習教育として医療・福祉施設等で行う教育.
学内教育	養成課程の基礎科目, 専門基礎分野, 専門分野のうち学校の講義・演習等で行う教育.
聞く	音や声を耳で感じ取り, 認めること. 自然に耳に入ってくる. 広く一般的に使う.
聴く	聞こうとして聞くこと. 聞こえるものの内容を理解しようと思って進んで聞くこと. 注意深く耳にとめること.
詰問	とがめて問いただすこと, 厳しく問いつめること.
ケアマネ	介護支援専門員 (ケアマネジャー) の略.
健康寿命	平均寿命のうち, 健康で活動的に暮らせる期間のこと.
クッション言葉	相手に意図を伝えるときに言葉の前に添えて使用する言葉. 例) お手数ですが
クレーム	サービスに対する苦情や改善要求, 権利の請求を指す外来語.
コーピング	コーピング (coping) は, 「対処」と訳されることもある. ストレスに対して行う認知的および行動的努力のこと.
コミュニケーショングラウンド	筆者らによる造語で出生直後より広がるコミュニケーション形成の舞台 (場) のこと.
コンテキスト (コンテクスト)	メッセージが生じる状況・背景. 文脈.
コンピテンシー	一定の職務や作業において, 期待される業績を安定的に上げている人材に共通して観察される行動特性. 豊富な知識や高い技能, 思考力のある人が必ずしも業績を上げるわけではない事実に着目し, 好業績を達成している人材 (ハイパフォーマー) にみられる行動, 態度, 思考パターン, 判断基準などを特性として列挙したものを指す.
状況	客観的な状態, 外から見たありさま. その時その場の環境.
情況	周囲の人々や物事との関係性, 人の忙しさなどの内面の感情, 事情.
スクールカウンセラー	臨床心理士や臨床発達心理士の資格を保有する者, 大学の教員など心理の専門家で, 教育機関において心理相談業務に従事する職のこと.
ストレス反応	刺激により引き起される非特異的な生体反応. 生体に加わる力をストレッサー, それによって起こる生体の反応.
ストレスチェック制度	労働者に対して, 心理的な負担の程度を把握するための検査 (ストレスチェック) や, 検査結果に基づく医師による面接指導の実施などを事業者に義務付ける制度のこと. 2015年12月1日から施行.
ストレッサー	なんらかの非特異的な反応を生じさせる出来事や物理的圧力, 化学化合物などにより生体に与えられた刺激のこと.
精神保健	精神的健康の保持と増進, 精神的不健康を予防すること.
セクシャル・ハラスメント	本人の意に反する「性的な言動」を行って本人に不利益を与えたり, 本人の環境を害したりすること. 個人としての尊厳を不当に傷つける社会的に許されない行為.
セルフケア	「自分の健康は自分で守る」という考え方を理解し, そのために必要な知識や対処法を身に付けて, 日常生活で積極的に実施すること.
多職種連携	質の高いケアを提供するために, 異なった専門的背景をもつ専門職が, 共有した目標に向けてともに働くこと.
地域包括ケアシステム	高齢者が可能な限り住み慣れた地域で自分らしい暮らしを人生の最期まで続けられるような, 支援・サービス提供体制. 2025年を目途に構築される.
チャネル (チャンネル)	メッセージの伝達経路. 人間の五感の総称 (視覚・聴覚・嗅覚・味覚・触覚) がその役割を果たす.
パーソナリティ	その人の持ち味. 個性. 人格.

パーソナルスペース	他人に近づかれると不快に感じる空間のこと．個人の身体を取り巻く目に見えない境界線で囲まれた領域であり，この領域に侵入しようとする者があると，強い情動反応が引き起こされる．
ヒューマンエラー	人間と機械やシステムとの関係の中で，機械側ではなく人間側のエラーをクローズアップしたもの．
ヘルスプロモーション（健康増進）	人々がみずからの健康をコントロールし，改善できるようにすること．
ホーソンの実験	メイヨーら (Mayo,G.E.et al.) によって1924年から8年間にわたって行われた研究のこと．物理的な環境条件の変化よりも社会的欲求や非公式集団の中で生まれたルールや規範が従業員の行動や生産性に強い影響を与えることが明らかになった．
メンタルヘルス不調	「労働者の心の健康の保持増進のための指針」(厚生労働省) によると，精神および行動の障害に分類される精神障害や自殺のみならず，ストレスや強い悩み，不安など労働者の心身の健康，社会生活および生活の質に影響を与える可能性のある精神的および行動上の問題を幅広く含むものをいう．
モラトリアム	経済学用語で，災害や恐慌などの非常時において，債務の支払いを猶予すること，またはその猶予期間のこと．エリクソン (Erikson,E.H.,1959) は青年期の特質を示すためにこの言葉を用いた．社会的な責任や義務がある程度猶予されており，その期間のことをいう．
矢継ぎ早	続けざまに素早く事を行う・こと (さま)．
ゆとり世代	1987年4月～2004年4月に出生した世代が該当．学習時間と内容を従来よりも減らした「ゆとり教育」を受けた世代である．
ライフサイクル	エリクソン (Erikson,E.H.) により提唱されたもの．人が生まれてから死に至るまでの一生を乳幼児期から老年期までの8つの発達段階に区分したもの．
リカバリー	「人々が生活や仕事，学ぶこと，そして地域社会に参加できるようになる過程であり，またある個人にとってはリカバリーとは障害があっても充実し生産的な生活を送ることができる能力であり，他の個人にとっては症状の減少や緩和である」と定義されている[1]．
リハビリテーション総合実施計画書	診療報酬の算定要件の一つ．専門スタッフが患者の心身の能力と生活を細かく評価し，それらを総合して「リハビリテーション総合実施計画書」を作成し，リハビリテーションの効果，実施方法等を明確に提示するもの．
リフレーミング	事実に対して与えている意味づけを変え，異なる見方でとらえ直すこと．
レジリエンス	ラター (Rutter,M.,1985) によりレジリエンスという概念が提唱された．心理学では人間の内に存在する回復力・強さを表す．ストレッサーにさらされても，心理的な健康状態に回復し維持する力とされている．
ロールモデル	具体的な行動技術や行動事例，考え方などの模範となる人のこと．理想像・現状認識・模範対象とする目的で人材育成に用いられる．
ロジカルシンキング	論理的思考という意味．情報を整理・分析し，複雑な物事の因果関係を把握し，問題の解決策を導き出す思考法．
5W2H	5W1HにHow muchを追加したもの．誰が，いつ，どこで，何を，どうする，どのくらい，のこと．
AHマズロー	アブラハム・マズロー：米国の心理学者．自己実現理論を提唱．
DSM-5 : Diagnostic and Statistical Manual of Mental Disorders	米国精神医学会 (APA) の精神疾患の診断・統計マニュアルのことである．米国内のみならず世界的に非常に広く用いられている．
GHQ : general health questionnaire	イギリスMaudsley精神医学研究所のGoldbergらによって開発された神経症および抑うつ傾向の発見，症状の把握，査定や評価を目的とした質問紙による検査法．
ISO	ISOとは，International Organization for Standardization (国際標準化機構) の略称である．ISO9001は，よりよい製品やサービスをもって顧客満足度の向上を図る「品質マネジメントシステム (Quality Management System)」の国際規格である．
JCI	JCIは，1994年に設立された国際非営利団体 Joint Commission Internationalの略称．「医療の質と患者安全の継続的な改善」を目的として，世界90カ国以上における医療機関を支援し，世界的に最も古く認知されている医療機関専門の機能評価団体である．

Kessler 10	2002年に米国のKesslerらによって項目反応理論に基づき作成された10項目の5件法尺度の質問紙による検査法.
KJ法	文化人類学者の川喜田二郎がデータをまとめるために考案した手法のこと.
PBL	PBLには，「problem-based learning」と「project-based learning」とがあり，定義や使い分けは統一されていないが，いずれも学習者が問題を発見し，その問題を解決するためにさまざまな努力をする過程で，経験や知識を得ていくという学習方法である．「課題解決型学習」，「問題解決型学習」などとよばれる.
QOL：quality of life	生活の質，人生の質，生命の質．物理的な豊かさやサービスの量，個々の身辺自立だけでなく，精神面を含めた生活全体の豊かさと自己実現を含めた概念.
TPO	time（時間），place（場所），occasion（場合）（に応じた方法・態度・服装等の使い分け）.
UPI：university personality inventory	大学に入学した新入生に対して実施する新入生の身体的・精神的健康状態を把握するための質問紙による検査法．1966年全国大学保健管理協会により作成された.

参考文献

1) President's New Freedom Commission on Mental Health：Achieving the promise：transforming mental health care in America-Executive summary of final report (Rep. No. DMS-03-3831). Department of Health and Human Services, Rockville, 2003.

目次

序文 ･･ iv
推薦の序 ･･･････････････････････････････････････(渡辺京子) v
この本の使い方 ･･･ vi

第1章 なぜコミュニケーションを学ぶのか (三宅わか子) 1

1 コミュニケーションを学ぶ視点 ････････････････････････････ 2
1 医療専門職に必要とされる能力 ･･････････････････････････････ 2
2 コミュニケーショングラウンドの形成 ･･････････････････････ 3

2 学生を取り巻くコミュニケーションの現状 ･･････････････････ 4
1 コミュニケーション力が求められる理由 ････････････････････ 4
2 最近の若者の特徴 ･･ 4

3 人間発達におけるコミュニケーションの獲得 ････････････････ 7
1 コミュニケーションの発達段階 ･･････････････････････････････ 7
2 社会的コミュニケーション ･･････････････････････････････････ 7

4 社会で求められる理学療法士像とは ････････････････････････ 9
1 養成課程の現状 ･･ 9
2 養成課程の教育内容 ･･ 9

第2章 社会で働くために必要な力とは (堀本ゆかり) 13

1 社会人基礎力とは ･･ 14
1 なぜ,「社会人基礎力」が提唱されるようになったか ･･･････ 14
2 医学教育でも注目されるようになったコンピテンシー ･･････ 15
3 学校から社会・職業への円滑な移行に必要な要素 ･･････････ 16
4 就職基礎能力(働くために必要な能力) ･･････････････････････ 16

2 自己評価と育成 ･･ 17
1 自分自身の振り返り ･･･････････････････････････････････････ 17
2 社会人基礎力の育成 ･･･････････････････････････････････････ 17

3 社会人基礎力の活かし方 ･･････････････････････････････････ 18
1 学内活動での活かし方 ･････････････････････････････････････ 18
2 臨床実習での活かし方 ･････････････････････････････････････ 18
3 就職活動での活かし方 ･････････････････････････････････････ 19
4 専門職としての活かし方 ･･･････････････････････････････････ 19

第3章 伝える・伝わるコミュニケーションとは (松本 泉) 23

1 コミュニケーションの定義 ････････････････････････････････ 24
1 コミュニケーションの必要性 ･･･････････････････････････････ 24

2 コミュニケーションの3つのカテゴリー ････････････････････ 26

3 コミュニケーションスキル ････････････････････････････････ 27
1 聞く(聴く) ･･･ 27
2 見る ･･ 29
3 認める(承認) ･･ 30
4 伝える・伝わる ･･ 31

第4章 コミュニケーションのタイプ　　（松本　泉）35

1 コミュニケーションの取り方の違い……36
1. 自分の性格を知る……36
2. 世代間におけるコミュニケーションの取り方の違い……38

2 価値観の違いに着目したコミュニケーションタイプ……40

第5章 コミュニケーションにおける解決と解消　　（本田知久）45

1 求めているのは解決？　解消？……46
1. すれちがう会話……46
2. 会話の傾向……46
3. 学ぶべきコミュニケーションの型は……46

2 解決型の論理的コミュニケーション……48
1. 論理的な話し方……48
2. 問題解決法……49
3. まとめ……50

3 解消型の情緒的コミュニケーション……51
1. 情緒的コミュニケーションとその準備……51
2. 心の問題解消とは……51
3. 自分のあり方……52

4 納得感を高めるための5W2Hの工夫……53
1. step1：なぜ（目的・思い）……53
2. step2：誰が（関係性）……53
3. step3：いつ（タイミング）・どの程度（所要時間）……54
4. step4：どこで（空間）……54

第6章 養成校でのコミュニケーション　　（三宅わか子）57

1 学生時代に身に付けたいコミュニケーションの基本……58
1. 良好なコミュニケーションとは……58
2. 学内での関係性づくり……58

2 学生時代に身に付けたいコミュニケーションの応用……63
1. 何事にも行動目標を立て，コミュニケーションを手順化する……63
2. 臨床実習に向けて対外的なコミュニケーションの準備をする……64
3. 社会人，医療専門職としてのコミュニケーション力を身に付ける……65

第7章 臨床実習で求められるコミュニケーション　　（本田知久）67

1 目上の人に質問をして意見を聴く力－実習前に身に付けよう－……68
2 学生と指導者……70
3 学生と対象者……73
4 学生と他職種職員……75

第8章　就職活動から入職までに身に付けたいコミュニケーション　（新井和博）79

1. 就職活動で求められる人材像 …………………………………………………………… 80
2. 施設見学時のコミュニケーション ……………………………………………………… 82
3. 就職試験・面接時のコミュニケーション ……………………………………………… 83
4. 入職までに必要な就職基礎能力 ………………………………………………………… 85
   1. 内定後から入職までに何をするべきか ……………………………………………… 85
   2. 入職までに必要な就職基礎能力とは ………………………………………………… 85

第9章　人を育てるコミュニケーション　（三宅わか子・松本　泉）87

1. 教員と学生 ………………………………………………………………………………… 88
   1. 対人コミュニケーションの構図を熟知する ………………………………………… 88
   2. コンテキスト（状況・背景）とメッセージ ………………………………………… 88
   3. ノイズを把握する ……………………………………………………………………… 90
   4. 良好な関係の成立 ……………………………………………………………………… 90
   5. 多職種で構成されるコミュニケーション …………………………………………… 91
2. 実習指導者と学生，先輩理学療法士と新人理学療法士 ……………………………… 92
   1. 人材育成サイクル ……………………………………………………………………… 92
   2. PDCAサイクル ………………………………………………………………………… 93
3. 実習指導者と学生の会話例 ……………………………………………………………… 95
4. 先輩理学療法士と新人理学療法士との会話例 ………………………………………… 98

第10章　職場でのコミュニケーション　（本田知久）101

1. 入職第1日目のコミュニケーション（あいさつ，自己紹介）……………………… 102
   1. あいさつの基本 ………………………………………………………………………… 102
   2. 自己紹介の例 …………………………………………………………………………… 102
2. 先輩や上司との会話例 …………………………………………………………………… 104
3. 医師との会話例 …………………………………………………………………………… 105
4. 看護師など他職種との会話例 …………………………………………………………… 106
5. カンファレンスでの会話例 ……………………………………………………………… 108

第11章　臨床現場でのコミュニケーション　（薄　直宏）111

1. プロセスレコード（process record）…………………………………………………… 112
2. 患者編 ……………………………………………………………………………………… 113
   1. 症例提示 ………………………………………………………………………………… 113
   2. 分析・考察からみえたこと …………………………………………………………… 113
3. 家族編 ……………………………………………………………………………………… 116
   1. 症例提示 ………………………………………………………………………………… 116
   2. 分析・考察からみえたこと …………………………………………………………… 116

第12章　医療安全のためのコミュニケーション　（新井和博）119

1. **医療安全におけるコミュニケーション** … 120
   1. チームステップス … 121
2. **状況の伝え方** … 122
   1. 症例提示 … 122
   2. 分析・考察からみえたこと（SBARに基づく分析）… 122
3. **指示の受け方** … 124
   1. 症例提示 … 124
   2. 分析・考察から考えたこと … 125
4. **医療現場での報告・連絡・相談の工夫** … 126

第13章　クレーム対応のコミュニケーション　（薄　直宏）129

1. **クレームとは** … 130
2. **ケーススタディ** … 131
   1. 症例提示 … 131
   2. 分析・考察からみえたこと … 131
3. **報告と振り返り** … 134
   1. 報告 … 134
   2. 振り返り … 134

第14章　ミーティングのためのコミュニケーション　（新井和博）137

1. **ミーティングでのコミュニケーション** … 138
2. **コンテキスト（文脈）とコンテンツ（内容）の関係** … 139
3. **発言の仕方** … 142
   1. 相手と自分の両方を尊重した発言方法 … 142
   2. 結論を最初に伝える発言方法 … 143

第15章　メンタルヘルスとコミュニケーション　（水上志帆）145

1. **メンタルヘルスとは** … 146
2. **ストレスとメンタルヘルス** … 148
3. **自己チェックと対策** … 150
   1. 自己チェック … 150
   2. 対策 … 152
4. **人間関係を意識したコミュニケーションの取り方** … 154
5. **コミュニケーションの影響** … 157

あとがき … 162
索引 … 164

第1章

なぜコミュニケーションを学ぶのか

- 社会人として必要な資質，医療専門職として求められる資質を磨く努力ができる．
- 理学療法士を取り巻く背景をとらえ，専門職としてなりたい理学療法士像をもつことができる．
- コミュニケーション力を身に付ける必要性を理解することができる．
- 発達の中ですでに身に付いているコミュニケーション力とこれから身に付けなければならない能力について認識する．
- コミュニケーショングラウンドを念頭に置き，第2章以降の学習に積極的に進むことができる．

1 コミュニケーションを学ぶ視点

1 医療専門職に必要とされる能力

　なぜコミュニケーションについて学ぶのか？　この問いに正確に答えることは難しい．理学療法士養成教育課程（以下，養成課程）では少なくとも基礎医学，理学療法専門知識と技能に加え，社会人として職場や社会の中で多様な人々と仕事をしていくために必要となる基礎的な力（社会人基礎力）を身に付けた医療専門職を育成せねばならない．養成課程入学者の多くは社会人として成熟過程にある青年であるため，卒前教育では学内教育と臨床実習教育の連携による専門的教育と社会人基礎力の育成が不可欠である．理学療法士の仕事は主に，障害をもった対象者の心身の機能状態，生活の質の向上を図る仕事であり，対象者の人生を左右するといっても過言ではなく責任の重い職業である．そのため免許取得後には医療専門職の一員として，対象者の多様なニーズに合った効果的な理学療法が提供できるよう，その基盤づくりが卒前教育にも求められる．さらに新人1～2年目から，医学的問題と社会的問題が混在する対象者に対し，急性期から生活期に至るまで多職種が連携するチームアプローチへの参画が求められる．学生時代から新人時代に至るまで連動したコミュニケーション力の養成教育がなされるためには，学生時代から学生同士，教員，臨床実習指導者（以下，実習指導者），対象者，多職種スタッフ，保護者とコミュニケーション力を駆使した対人関係を築くことが肝要となる（図1-1）[1]．

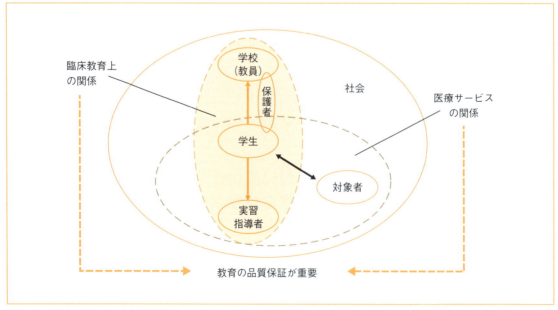

図1-1　学生を取り巻く人間関係（文献1より改変引用）

2 コミュニケーショングラウンドの形成

　人間は行動と感情が豊かであり，心地よい人間関係は笑顔と意欲を生み，その意欲から次の行動へとつながる．つまり，コミュニケーション力は人間社会での行動エネルギーを生み出す．筆者は，出生直後から広がるコミュニケーション形成の舞台（場）を「コミュニケーショングラウンド」と表現し，その舞台を成人期までに拡充することが養成課程の大きな役割の一つと考えている．

　コミュニケーショングラウンドは，出生直後から形成され始める．言葉を話すことができない乳児期には，泣く，表情，身振り手振り，喃語などを使いながら自分の意思を養育者に伝え，欲求を満たす．幼児期には幼稚園，保育園など外の社会にコミュニティが広がり，養育者以外の他者とのかかわりの中で非言語・言語コミュニケーションを最大限に使いながら社会性を身に付けていく．学齢期以降はコミュニケーション力と社会性が複雑化する中で，小学校・中学校・高校・大学，そして就労の場へとコミュニケーショングラウンドが広がる．

　理学療法士養成課程で学ぶ皆さんは，このコミュニケーショングラウンドを基盤として，自分を取り巻く人間関係ネットワーク，政治，経済，社会，文化などの環境を理解し，医療専門職として必要な社会人基礎力を身に付ける大切な発達段階にある（図1-2）．

　本書では理学療法士に必要なコミュニケーション力について，基礎的知識から実践能力の獲得までを段階的に学修していく．学修を進めるにつれて，自分のコミュニケーション力が高まることが実感できるだろう．特に自己の成長に必要と思われるコミュニケーションのポイントを探ってみてはいかがだろうか．

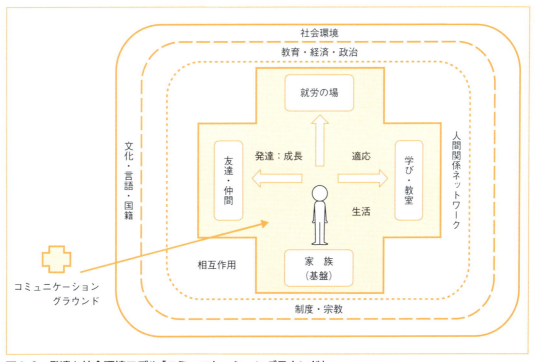

図1-2　発達と社会環境モデル「コミュニケーショングラウンド」

2 学生を取り巻くコミュニケーションの現状

1 コミュニケーション力が求められる理由

　理学療法は，病気やけがによって運動機能が低下した方や，高齢や手術によって体力が低下した方をはじめ，メタボリックシンドロームなどの予防，スポーツ分野でのパフォーマンス向上を目指す方など，障害のある方から健康な方々に至るまでを対象とし，理学療法士は，対象者の「住み慣れた街で自分らしく暮らしたい」という思いを大切に医療専門職として活動している．

　理学療法士は，対象者の医療的問題と社会的問題とが混在する状況の中で，質の担保された理学療法を提供しなければならない．さらに2025年を目途に地域包括ケアシステムの構築が推進されている現状では，幅広い領域での理学療法士の活躍が期待され，その能力が試されている．対象者へのリハビリテーションに加え，国民の疾病予防に対する介入においても，多職種が連携を取りながらチームでアプローチをしなければ問題は解決できない．そのため臨床現場では理学療法評価・治療技術に加え，他者を理解し協働するためのコミュニケーション力が重要視され，養成課程でも基礎科目のカリキュラムの中にコミュニケーション教育が盛り込まれた（2018年10月5日省令）．社会のニーズに応えられる人材の育成には，学内教育から臨床実習における学外教育，卒業後の臨床現場での新人教育と，継続したコミュニケーション教育がとても重要な役割をもつ．

2 最近の若者の特徴

　Communicationの意味は「言語，サイン，シンボルなどにより情報が交換されるプロセス．メッセージの受け取りと発信を含み，意思伝達の装置や技術を使用すること」であり，本書では「相手と良好な関係性を築くという意図をもってなされる，双方向の意思疎通のプロセス」をコミュニケーションの定義とした．言語は日常使用する言葉，サインは身振り・手振り・表情，シンボルは絵・写真・マークなどを指し，自分と相手との間に必要な情報が交換されるときに使用する．メッセージはそれぞれの意思表示であり，コミュニケーションは意思を正確に発信し相手に意図を正確に受け取ってもらう一連の過程である（第3章参照）．

　2017年度理学療法士養成校の入学者は14,000人に及ぶ．1987年4月から2004年4月までに生まれた世代は「ゆとり教育世代（ゆとり世代）」といわれ，ゆとり世代の出生率は低下し，世代の人口動態は減少傾向にあった[2]．ゆとり世代の社会的背景は小学校から高校まで授業時間が削減され，高等教育進学率が増加した．人口が少ない分大学受験などの競争率は低下し，人口ピラミッドでは2010年にゆとり世代前半が成人を迎え，就職率は上昇傾向をみせた．当然であるが人口比率が高い世代とは対照的に，さまざまな能力を発揮する場面において他者と比較

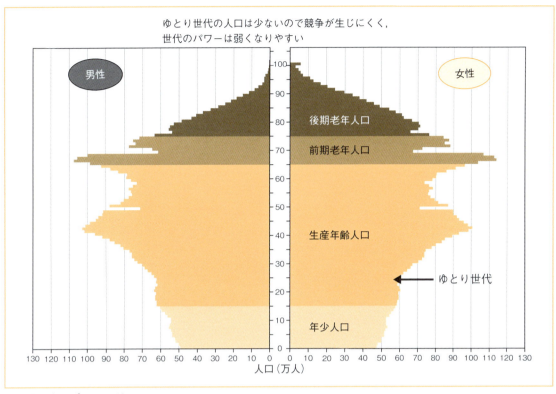

図1-3　人口ピラミッド（文献3より）

される確率は低く，自己評価を無理に上げる必要性がなくなっている（図1-3）[3]．

また，情報化社会の急速な発展とともに成長した彼らは，幼少期から学童期には携帯電話が普及し，インターネットやSNSなどのコミュニケーションツールが授業にも反映され，完全に定着した世代であり「デジタルネイティブ世代」ともよばれている．特にスマートフォンの普及は学生の成長に大きな影響を与え，面と向かった言葉によるコミュニケーションや文字以外の非言語コミュニケーションが苦手であるものの，何かしらの手段で人とつながっていないと不安になるなど，発達期の人間形成に影響を与えている．

この世代の良い特徴として素直さや真面目さがあげられ，方向性や手段を示せば自主性を引き出すことができる．さらに，チームワークを大切にするので面倒見がよい．その反面，おとなしい，打たれ弱い，飽きっぽい面もある．総合的に解釈すると何かと手間がかかるが，さまざまな能力の定着率は高そうであるといえる[2]．2017年度新入社員意識調査では社会人としての自分に自信があるもの・欠けているものについて聞いたところ，チームワークはよいが積極性に欠ける傾向がみられた（図1-4）[4]．また筆者が実施した養成校の教員への意識調査では，学生の最近の印象について，①個人よりもグループワークが得意，②真面目である，③指示待ちで集中力が持続しない，④自信と期待感が少ない，が上位を占めた．理学療法学生の皆さんは，集中して積極的に学ぶ姿勢を大切にすることできっと自信をもてるようになる．チームワークが得意という長所を伸ばして，ぜひ臨床で活躍してほしいと願っている．

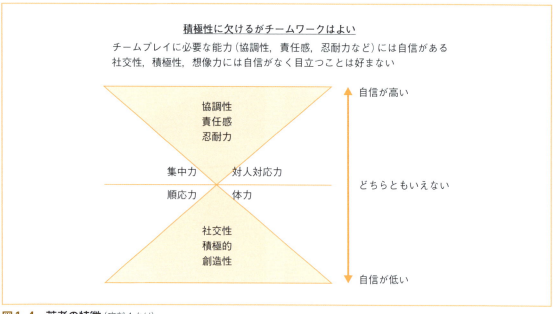

図1-4　若者の特徴 (文献4より)

ワーク1

あなたの社会人として必要な能力について**図1-4**を参考にして自信のあるものに○，自信のないものに×，どちらともいえないものに△をつけてみよう．

協調性		責任感		忍耐力		集中力		対人対応力	
順応力		体力		社交性		積極性		創造性	

※△がついた能力はあと一歩であるため，日頃から能力を高める意識をもつことが大切である．
　×がついた能力にはよきお手本が必要である．周囲の人とコミュニケーションを取る中で，お手本となる人をみつけ，アドバイスに耳を傾けて（傾聴して）みるとよいだろう．

3 人間発達における
コミュニケーションの獲得

1 コミュニケーションの発達段階

　人間の発達は，母親の胎内で妊娠期間を経て出生し，個体として環境との関わりの中で自己実現をしていく一連の過程である．乳児期の啼泣(ていきゅう)状態は乳児が不快なときに起こるが，日々この泣くという行動を繰り返す中で，次第にこれが周囲とのコミュニケーションを求めるサインとなる．母親を中心とした大人は，乳児の不快を取り除くために抱っこ，哺乳，おむつ替え，あやしなどの行動を起こし，乳児は不快が快楽に変わると泣くことを止める．また，しかめ面や微笑，体を動かすなど，泣くこと以外のサイン（非言語的サイン）を使いながら周囲とのコミュニケーションを取るようになる．大人はまだ言葉にならない乳児の非言語的サインに気づき対応する能力を有しており，子育てを通じて両者の絆の形成が促される．そして月齢が上がるにつれ，相手の表情や声の抑揚，身振りなどのサインを読み取り，意図を理解する能力（語用能力）として社会性を発達させる．社会性は相手のニーズに適応した応答や行動が取れる人間社会に不可欠な能力（社会的知能）であり，言葉によるコミュニケーションを支える能力といえる[5]．

　また，泣くことと身体の動き（身体言語＝ボディランゲージ）により自己主張をしながら次第に大人の話す言葉を理解し始めると，喃語から一語文，二語文，さらに2歳頃には語彙数が増え，自分の要求や考えを表現する手段として言葉を獲得する．発信する言葉を外言語，頭の中で考えるための言葉を内言語といい，発達とともに分化される．発達における言語の獲得は，他者とのコミュニケーションを図るうえで重要な役割を果たすばかりではなく，他者の言動を通して心の動きや変化である思考，計画，推理，想像，判断などの高度な心的過程を理解するために不可欠である．

2 社会的コミュニケーション

　社会性とは自分を取り巻く社会的環境への適応力を指し，その形成にはコミュニケーション力が必要となる．社会的コミュニケーションとは言語的コミュニケーション，非言語的コミュニケーションを使いながら，社会で関わる人との関係性を成立させるコミュニケーションであり，この能力を身に付けるためには次のようなポイントがある．1つ目は，言語を獲得していない乳児期に基本的な情緒（情動）である恐怖・苦痛・嫌悪・驚き・興奮・喜び・怒り・悲しみなどを非言語的なサインとして表現できること．2つ目は，聞き手に順応することで次第に相手の言動を理解でき，続いて言葉を使って自分の考えを相手に戻すことができることである．これは相手に対して同調・否定・命令・請求・質問するなどの能力が発達した証であり，幼児期以降は所属する集団の中で，他者との接触の範囲を広げていく．発達過程の中でこの2つのポイントがしっか

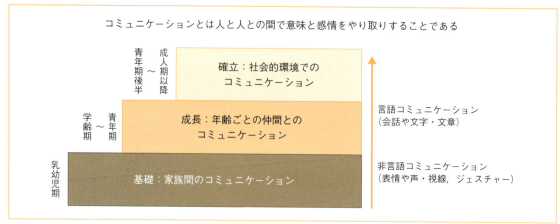

図1-5 コミュニケーションの発達段階

りと育まれてきたかどうかは，大人になってからの社会性に影響する．特に理学療法士養成校の学生である皆さんは青年期後期にあたる年齢が多く，社会的責任を一時的に免除されている中で，生きがいや働きがいを発見するための準備を整えながら自分の正体，自我同一性を確立する途上にある．将来的に完成・成熟したコミュニケーション力を獲得するためにも，青年期後半から成人期にかけて，より複雑な人間関係の中で社会的環境でのコミュニケーションを習得することは重要である．（**図1-5**）．

このように人のコミュニケーション力は，①相手の言葉の意味を理解する力，②内言語として自分の感情や考え，行動の目的などを理解する力，③外言語として意思を発信する言葉を使える力，④お互いの感情を読み取り相手の意図を理解する力，⑤相手が求める行動がとれる力など，社会性の発達に伴いバラエティに富んでいる．まとめると，発達過程では家族間のコミュニケーションが基礎を築き，年齢ごとの仲間とのコミュニケーションが成長とともに成熟する．そしてさまざまな環境に応じた社会的環境でのコミュニケーションが確立していく．人間は心理的不安や緊張などの不快な環境下では，話すことを躊躇したり言葉がつかえてしまうが，リラックスした状況ではスムーズな会話ができるようになる．心理・社会的背景を踏まえ，相手の言動から心の動きや変化を察知することで，お互いの考えを認知・共感・理解し，有効な関係を築くコミュニケーション力を身に付けるのである．

ワーク2

あなたを取り巻くコミュニケーションの相手について**図1-5**を参考に書き出してみよう．

取り巻く背景	コミュニケーションの相手は誰？
学校以外の社会	
学生生活（養成校）	
家族・親族間	

※コミュニケーション力を高めるには家族間でのやり取りが基礎となる．「おはよう」，「ありがとう」，「行ってきます」などのあいさつを基本として，日常の出来事について簡単に報告する習慣が大切だ．

4 社会で求められる理学療法士像とは

1 養成課程の現状

　1963年に理学療法士養成校が開校されて以来，学内教育に引き続き臨床実習教育が行われてきた．実習指導者（以下，指導者）は実習施設の理学療法士が主に担い，養成校の教員は実習地訪問，臨床実習指導者会議，必要に応じた個別介入などで指導をサポートするといった学外教育が今日まで続いている．指導者は理学療法のほかにも，記録・書類の記入，カンファレンス参加，新人教育など多くの業務をこなすため，臨床実習の受け入れは時として負担が大きいと感じてしまう．実際に養成校には指導者からの学生に関するクレームが寄せられ，実習期間中に到達目標に届かない事例もある．この場合，指導者は養成校に対して学内での教育が不十分と感じ，教員は指導者が学生を育てる方法に工夫が足りないと思い，お互いに責任転嫁をし合う場面もめずらしくない．これは学内教育と学外教育が分離した現在の教育体制に問題があるためであり，卒後につながる教育体制が必要である．2018年の「理学療法士作業療法士学校養成施設指定規則」改正では，学内教育から連動した学外教育として臨床実習が見直され，情報収集力，考える力（論理的思考過程・推論能力・問題解決力），円滑なコミュニケーション力，状況に合った対応力，管理力など，社会人としての基礎力の修得が教育内容として検討されている[6]．

　日本理学療法士協会の統計によると2017年度の理学療法士養成校入学定員数は14,000人近くおり，毎年卒業時は年間10,000人を超える新人理学療法士が社会に輩出されている．介護福祉領域では人員の不足感はあるものの，現在の超高齢社会に必要な理学療法士の需給推計によると，国家資格を有する安定した職業とはいえ，就職先が安定しているとはいえない時代に入っていると考えねばならない．医療専門職である前に社会人として成長した人材の育成はこの点からも重要と考える．さらに，現在の診療報酬あるいは介護報酬の構造において人員配置が決まっている状況では，学内教育においても就職に向けて個人および社会のコスト意識を養い，入職から定年までのワークライフバランスを持ち合わせ，理学療法士としてキャリアデザインができる人材の育成は必要である．このことは将来的な需要と供給の予測を左右し，医療情勢を安定させる重要な鍵であると考えられる．

2 養成課程の教育内容

　2006年渡辺ら[1]の報告では，卒前から知ってほしい制度・各手法・キーワードの中に，財政と医療情勢，経済学の基礎知識，チームワーク，リーダーシップ，コーチング，メンタルヘルスケア，第三者評価などがあげられている（**表1-1**）．これらは経済学，管理者向けの用語として使われているが，理学療法士はリハビリテーションの専門職種としてコミュニケーション

表1-1　卒前から知ってほしい制度・各手法・キーワード（文献1より改変引用）

	制度・概念	具体例	卒前教育到達レベル
医療制度	診療報酬制度 介護報酬制度 財政と医療情勢	施設基準 診療報酬明細書（レセプト） 経済学の基礎知識	基本的知識として知っている
思考系	問題解決・分析方法 定量的評価方法	ロジックツリー ロジカルシンキング ディベート 統計学の基礎知識	学業を介して論理性を身に付け，自分の意見を適切に提示することができる 効率的な運営・展開が可能となる
コミュニケーション心理系	チームワーク リーダーシップ	コーチング・メンタリング メンタルヘルスケア	クラスメイト・教員・実習指導者・対象者との円滑な関わりをもつ モチベーション維持，メンタルヘルスを管理できる
情報系	情報セキュリティ 個人情報保護法	カルテ開示 守秘義務	必要な情報収集，情報発信，報告・連絡・相談ができる リスク管理
その他	第三者評価	ISO9001/JCI 病院機能評価	自己評価ができる 社会人の基礎力をつける

を図りながら多職種と連携しているため，チームマネジメント，メンタルマネジメントなどのマネジメント能力の育成も必要とされている．臨床実習に臨む学生は基本的医学知識に加え，最低でも職業観，医療・社会情勢，問題解決力，コミュニケーション力といった複合的な力を身に付けなければならない．

養成課程の教育内容は『教育ガイドライン第1版』（2010年）に定められ，大学および専門学校ではこのガイドラインに沿った一定レベルの教育が展開されている．これに加えオリジナリティのある教育内容が展開されてはいるものの，社会人基礎力の育成を必修とする養成校や専門科目・技術を重視する養成校など違いがあり，卒業時に身に付ける能力に差が生まれている．国家資格である理学療法士は，資格を取得して初めて臨床において医療専門職，社会人として仕事に従事できる．新人1〜2年目は先輩理学療法士から理学療法評価と治療の指導を受けながら，対象者の具体的な問題解決のための思考や対応を学び専門家として成長していくことが望ましいが，一人職場や訪問リハビリテーションなど指導者がいない場合も少なくない．特に対象者とのコミュニケーション力は日常業務で求められ，お互いの意思疎通と適切な対応が取れることが理学療法の基本となる．そのため，社会人基礎力を含めた理学療法士に必要なスキルがより具体的に教育目標として提示され，その能力獲得に向けた卒前・卒後教育システムが構築される必要がある（図1-6）．

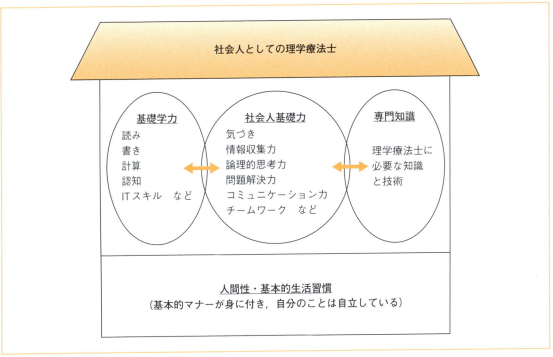

図1-6 社会人として求められる能力

ワーク3

医療専門職としてコミュニケーションを取るうえで押さえておきたい共通言語について，卒前からある程度知っているものに〇，聞いたことがあるものに△，知らないものに×をつけてみよう．

用語	用語	用語
診療報酬	介護報酬制度	施設基準
診療報酬明細書（レセプト）	医療情勢	経済学の基礎知識
問題解決・分析方法	コーチング	ロジカルシンキング
統計学の基礎知識	ディベート	メンタリング
定量的評価方法	チームワーク	リーダーシップ
メンタルヘルスケア	個人情報保護法	情報セキュリティ
守秘義務/リスク管理	第三者評価	ISO9001/JCI/病院機能評価

×がついた用語について情報収集が必要である．学内教育で情報提供を教員にお願いしてみるのもよい（養成課程のカリキュラムでは基礎分野，専門基礎分野の中で教授することが努力義務とされている）．

理解度チェック

- □ 社会人として必要な資質,医療専門職として求められる資質が理解できたか?
- □ 理学療法士を取り巻く背景をとらえ,なりたい理学療法士像をもつことができたか?
- □ コミュニケーション力を身に付ける必要性を理解することができたか?
- □ 個人の発達の中ですでに身に付いているコミュニケーション力が理解できたか?
- □ これから身に付けなければならないコミュニケーション力について認識できたか?
- □ コミュニケーションラウンドを理解できたか?
- □ 第2章以降の学習に積極的に進む意欲がもてたか?

参考文献

1) 渡辺京子・他:臨床実習受け入れ側から教育現場へ望むこと.理学療法.23(8):1177-1183,2006.
2) 斎藤 孝:若者の取扱説明書.pp12-38,pp176-194,PHP新書,2013.
3) 国立社会保障・人口問題研究所:1955-2015年国勢調査 2020年以降「日本の将来推計人口(平成29年推計)」
4) 三菱UFJリサーチ&コンサルティング:2017年度新入社員意識調査アンケート結果.
 www.murc.jp/publicity/press_relrease/press_170509.pdf(2018年1月12日閲覧)
5) 岩崎清隆:人間発達学 第2版(標準理学療法/作業療法専門基礎分野).pp123-132,医学書院,2017.
6) 厚生労働省:第4回理学療法士・作業療法士養成施設カリキュラム等改善検討会資料2.2017年11月2日.
7) 日本能率協会マネジメントセンター:ビジネス能力検定ジョブパス3級公式テキスト.pp54-63,2017.

(三宅わか子)

第2章

社会で働くために必要な力とは

- 社会人基礎力について説明できる．
- 自己評価と育成について説明できる．
- 社会人基礎力が活かされる場面について説明することができる．

1 社会人基礎力とは

　1992年，米国では「必要なスキル獲得に関する労働省長官委員会」の主導のもと「SCANS(The Secretary's Commission on Achieving Necessary Skills) リポート」が策定された．そのなかで，今後50年に産業構造がどんなに変化しても必要になる職業能力を「基礎力」とし，5つのコンピテンシーと3つの基本スキルを職場で求められる能力として明確化した．日本でも，2006年に経済産業省が「職場や地域社会で多様な人々と仕事をしていくために必要な基礎的な力」(3つの能力 と12の能力要素)を「社会人基礎力」として発表した(**表2-1**)．

1 なぜ，「社会人基礎力」が提唱されるようになったか

　バブル崩壊後の1993〜2002年までの不況は，「失われた10年」や「平成不況」とよばれている．この時期は社会で人材育成をする余裕がなくなり，大学に人材育成を求め，学力や体力だけでは個人の評価として十分でないという考え方が生まれてきた時期でもある．さらに，この頃より国際社会で活躍できるグローバル化に対応できる人材が求められるようになってきた．

　また，日本人の学力の低迷が顕在化してきたこともこの時期の大きな課題であった．先進工業諸国の国内的・対外的な経済政策を調整するための国際機関であり，現在世界35カ国が加盟する経済協力開発機構(OECD)は，「生徒の学習到達度調査(PISA)」という国際調査を行い，概念的な枠組みとして主要能力(キーコンピテンシー)を定義づけた．

　経済産業省では，企業や若者を取り巻く環境変化に対応するために，「基礎学力」，「専門知識」に加え，それらをうまく活用していくための「社会人基礎力」を意識的に育成するよう働きかけている(**図2-1**)．これらは，単独で高められるわけではなく，経験や活動によって循環的に向上していく．

表2-1　社会人基礎力構成要素(3つの能力と12の能力要素)(経済産業省)

〈前に踏み出す力(アクション)〉
- 主体性：物事に進んで取り組む力
- 働きかけ力：他人に働きかけ巻き込む力
- 実行力：目標を設定し確実に行動する力

〈考え抜く力(シンキング)〉
- 課題発見力：現状を分析し目的や課題を明らかにする力
- 計画力：課題の解決に向けたプロセスを明らかにし準備する力
- 創造力：新しい価値を生み出す力

〈チームで働く力(チームワーク)〉
- 発信力：自分の意見をわかりやすく伝える力
- 傾聴力：相手の意見をていねいに聞く力
- 柔軟性：意見の違いや立場の違いを理解する力
- 情況把握力：自分と周囲の人々や物事との関係性を理解する力
- 規律性：社会のルールや人との約束を守る力
- ストレスコントロール力：ストレスの発生源に対応する力

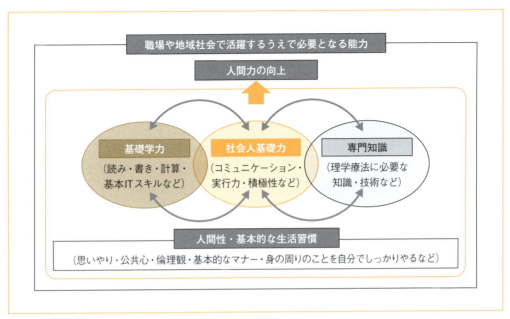

図2-1 社会人基礎力（文献1より一部改変）

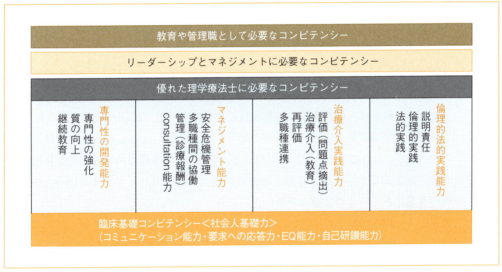

図2-2 理学療法士に必要なコンピテンシー

2 医学教育でも注目されるようになったコンピテンシー

医学教育，大学教育ともにコンピテンシー基盤型教育（Competency-Based Education：CBE）は広がりをみせている．北米の大学院医学部においては，CBEの実践は必須化している．米国ACGME（卒後医学教育認定評議会）は，1999年に医師に必要な6つのコンピテンシーを挙げており，その内容は，①患者ケア，②医学的知識，③診療に即した学習/向上，④対人/コミュニケーション技術，⑤プロフェッショナリズム，⑥システムに基づいた診療である．

コンピテンシーは，高い成果を上げる人の行動特性に着目しており，行動を可視化する目的で

は，「社会人基礎力」と強い関係をもっている．筆者が作成した理学療法士に必要なコンピテンシーを図2-2に示す．「社会人基礎力」は臨床基礎コンピテンシーとして，臨床能力を支えている．

患者や利用者との関わりでは，よりよい成果に導くために，理学療法士は感情をコントロールし，相手の状況に合わせた言葉や態度で応対する．このように精神と感情のバランスを取り，成果に結びつける労働を「感情労働」という．感情労働者である医療専門職が必要とする臨床基礎コンピテンシーは，養成校の低学年のうちに身に付けることが望ましい．筆者の研究では，臨床基礎コンピテンシーは，養成校入学後2年で素地ができあがり，学年が進むに従い習熟化する．特に，「相手の要望に応える力」に課題を抱える学生は，臨床実習に苦戦する傾向がある．情意面の課題として大きく顕在化する前に，相応しい振る舞いや考え方について身に付ける機会を提案するとよい．コンピテンシーは，高い成果を生み出す人材の行動特性に着目しているため，行動を切り口として思考の修正をしやすい特徴がある．個人の力に合わせた段階的なプログラムがあれば，学修しやすい環境に導くことができる．

3 学校から社会・職業への円滑な移行に必要な要素

文部科学省は，社会的・職業的自立や学校から社会・職業への円滑な移行に必要とされる力に含まれる要素は，キャリア教育・職業教育を進めるうえで，その要素を具体化して明示することに意義があるとしている[2)]．この5つの要素に理学療法士教育に必要な要素を組み入れると表2-2のようになる．

4 就職基礎能力（働くために必要な能力）

2004年，厚生労働省は「若年者の就職能力に関する実態調査」の結果をもとに，若者の就職基礎能力の修得に向けた支援に力を入れるようになった．就職や採用場面において若者と企業との間で就職基礎能力に関する共通の物差しが広く使われるよう，社会基盤の形成を図る5つの能力（13の能力要素）を「YES-プログラム」として能力修得の目安として整理した．5つの能力は，コミュニケーション能力，職業人意識，基礎学力，ビジネスマナー，資格取得であり，就労を前提とした若者に視点を置いた枠組みとなっている．

表2-2 学校から社会・職業への円滑な移行に必要な要素

社会的・職業的自立，学校から社会・職業への円滑な移行に必要な力	理学療法士教育に必要な要素
基礎的・基本的な知識・技能	基礎分野，専門機器分野の知識 理学療法評価・診断技能
基礎的・汎用的能力	医療コミュニケーション能力 社会人基礎力
論理的思考力・創造力	臨床推論能力 治療介入に向けた工夫・発想力
意欲・態度および価値観	専門職としてふさわしい態度，気概，倫理観，価値観
専門的な知識・技能	理学療法士固有の知識・技術（いわゆる臨床能力）

2 自己評価と育成

1 自分自身の振り返り

経済産業省は，『平成19年度版 社会人基礎力育成・評価のためのリファレンスブック』として「今日から始める 社会人基礎力の育成と評価」を公表している．この中の評価シートはエクセル形式で，ダウンロードして活用することができる．

「社会人基礎力」の育成を大きく妨げるのは，誤った自己認識である．自分の強みや弱みの理解が深ければ，自分の目標に合うように生活や意識をうまく改良・改善することができるようになる．そのためには，「社会人基礎力自己分析シート」などを用いて評価し，自分の感情と自分が取る行動に注意を払うようにすると行動は徐々によい方向に変化していく（**表2-3**）．

2 社会人基礎力の育成

「社会人基礎力」の育成に関する研究は，小学生を対象にしたものから成人まで幅広く進められている．筆者の研究では，専門職としてふさわしい行動特性や強みと弱みなどの自己認識は養成校入学後2年目を境に定着している．したがってさまざまな社会活動の基盤となる「社会人基礎力」の育成は，入学後ただちに組み込むことが必要である．カリキュラムにしかけを講じるためには，教員や実習指導者との連携がとても重要となる．

「PBL：problem-based learning」とよばれる，いわゆるプロジェクト型の授業やインターンシップ制度などの活用事例は多く報告されている．また，補助教材としてeラーニングの活用や，コミュニケーション能力を高めるためのディスカッションやディベートは効果的である．

ディスカッションやディベートでは，自分の主張を一方的に押しつけると高い評価を得られない．理学療法士の仕事は，感情労働に位置づけられ，相手の意見をよく聞き（傾聴），表情や声の色から相手の心情を汲み取り，適切な対応が要求される．

医療現場でのコミュニケーション能力は，あらゆる活動を円滑に進めるために必要な能力として発揮される．臨床実習前後で実施される客観的臨床能力試験（OSCE：objective structured clinical examination）では，評価者と模擬患者双方の視点から，リハビリテーション専門職としてふさわしい判断や立ち居振る舞いを確認し，フィードバックに役立てることができる．

表2-3 公開されている評価ツール

経済産業省	社会人基礎力レベル評価基準と評価シート
京都経営者協会	社会人基礎力自己分析シート
脳内カレッジ	社会人基礎力診断

3 社会人基礎力の活かし方

1 学内活動での活かし方

　教員や先輩，後輩との関わり方やグループ活動などは，よりよい関係づくりに役立つ．理学療法士養成校での3～4年間は社会での人間関係を構築するよいトレーニングの場でもある．権利や主張を前に出しすぎると，人間関係を損なう場合があるので注意したほうがよい．理学療法士は，さまざまなパーソナリティタイプの方と関わる職業であるため，対象者とほどよい対人距離を保つことが重要となる．インターネット上のやり取りが日常的な学生の中には，人との距離が取れない者や場に相応しい発言ができない者もいる．定期試験の成績が高い学生が，対人スキルも優れているとは限らない．お互いの表情や振る舞いをみながら，安定した関係を構築するスキルが必要となるのである．

　「社会人基礎力」は，講義やサークルなどの学内活動だけでなく，ボランティアやアルバイト，地域との交流，留学，恋愛，友人との関わりなど多くの機会で磨くことができる．図2-2の臨床基礎コンピテンシーにあるEQ（Emotional Intelligence Quotient）能力は，他者との関わりで揉まれながら高められる．学内活動で経験する感情を伴う活動は，「社会人基礎力」を磨く格好の教材である．

2 臨床実習での活かし方 (図2-3)

　理学療法士としての対応をイメージしながら，病院や施設で必要な医療コミュニケーションを学修することが重要である．臨床では，対象者の要望や反応をみながら，その場にふさわしい行動をとることが求められる．臨床実習で強く求められるのは，リハビリテーション専門職としての基本的な考え方や態度，姿勢である．臨床実習中は，その病院・施設の一員として振る舞うことが大切であるが，「社会人基礎力」が土台にあってこそ，さまざまな臨床能力が組み上がっていく．実習指導者が，ロールモデルの対象として機能する時期でもある．臨床でのさまざまな経験は，相乗的に人間力を強くする．臨床実習前後には，客観的臨床能力試験（OSCE）によって医療者としての振る舞いも含めた臨床能力の成長を確認するとよい．

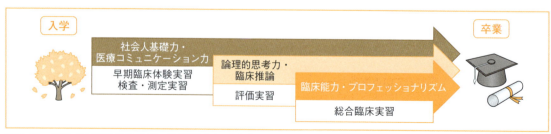

図2-3　さまざまな経験から育つ専門職としての力

3 就職活動での活かし方

学生は誰もがよりよい病院や施設に就職したいと思うし，病院や施設側は，少しでも優秀な人材を雇用したいと求めている．病院見学や就職試験では，受験者の行動や思考を見極めるための適性検査や面接など試験内容にも工夫を凝らしている．就職基礎能力の高い学生が選ばれる傾向が高く，文章や受け応え，表情など，まさに「基礎力」が試される場である．エントリーシートにも人柄は表れるため，学内のキャリアサポート機能などを利用して準備するとよい．

4 専門職としての活かし方

理学療法士として高い専門性を活かすには，対象者や家族，同僚とのよい関係づくりが必要不可欠となる．倫理観とホスピタリティにあふれた医療サービスの提供を受けた対象者は，またその病院を利用しようとする．しだいに満足度が高まり，病院の評判も上がる．

きめ細やかな医療サービスには他職種の専門性に敬意を払い，ベクトルを合わせる努力が必要である．なかには理不尽な要求をする対象者やご家族が来院する場合もある．極度の緊張を強いられる場面でもあるが，日頃から「社会人基礎力」を育んでおくことによって対応力は格段に向上する．関連職種と協力したスマートな対応は，大きな信頼に結びつく．

また，「社会人基礎力」は，後輩の理学療法士や実習生の育成にも役立つ．「社会人基礎力」の高い理学療法士と関わることによって，「あんな人になりたい」と思うようになり，学修のモチベーションが高まる．臨床実習期間では，指導者と学生はお互いの距離感も意識するとよい．急激に距離を近づける学生に対して，ある指導者は「人懐っこい」と感じ，他の指導者は「馴れ馴れしい」と評価する．後者の場合は度が過ぎると，お互い距離を置く関係に発展してしまう．学生は，臨床経験を積んだ先輩を敬う態度が必要であろうし，臨床実習指導者は，学生を受け入れる姿勢が必要である．臨床実習指導者の笑顔で，学生は安心できるのである．「社会人基礎力」の育成を意識的に行っていくことは人材育成を考えるうえでも必要であり，さまざまな能力向上の基盤となる．任用や配置を検討するために，人事評価の一環として用いる場合もある．「社会人基礎力」や「コンピテンシー」は，自身の「強み」と「弱み」を意識づけることができる．明確な目標，迅速な分析と対応，将来に向けた決断など成長に向けたトレーニング評価ツールとして有効利用されたい．

このように学内教育から，臨床でのキャリア教育へと円滑に移行することによって，社会に必要とされ，信頼される理学療法士が育成される（**図2-4**）．

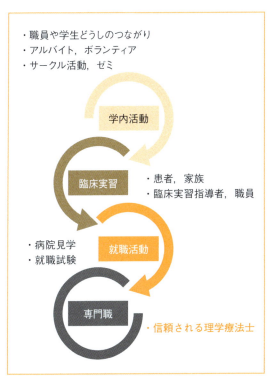

図2-4 「社会人基礎力」の活かし方

アワーク　チームで働く力（チームワーク）

　初めて来院した患者がリハビリテーション室を探している．通りかかった理学療法士に声をかけたが，理学療法士も会議に向かっておりあまり時間がない．どのような対応が適切だろうか．仲間と話し合ってみよう．

―― 会話例 ――

例 1
患者　あの，すみません．リハビリ室の場所がわからないのですが……．
PT　ああ，そこに受付がありますから，そこで聞いてください．

例 2
患者　あの，すみません．リハビリ室の場所がわからないのですが……．
PT　あそこに掲示板がありますよ．
　　　あれに書いてありますから見てください．

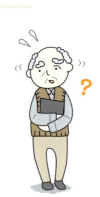

例 3
患者　あの，すみません．リハビリ室の場所がわからないのですが……．
PT　ああ，この廊下をまっすぐ行って，突き当たりを右に曲がるとエレベーターがあるので2階に行って左手に進むとまた突き当たりますから，そこを左に行くとありますよ．途中でわからないようでしたら遠慮なく病院スタッフに聞いてください．

例 4
患者　あの，すみません．リハビリ室の場所がわからないのですが……．
PT　それはお困りですね．こちらへどうぞ……．
　　　（一緒に受付まで行き，受付担当者に依頼）
　　　こちらの患者様がリハビリテーション室を探していらっしゃいます．
　　　ご案内いただけますか？
受付　承りました．（患者様に向かって）私がご案内させていただきます．
　　　どうぞ，こちらでございます．

例 5
患者　あの，すみません．リハビリ室の場所がわからないのですが……．
PT　それはお困りですね．こちらで少々お待ちください．
　　　（受付まで行き，受付担当者に）
　　　あちらの患者様をリハビリテーション室までご案内いたします．
　　　私は，5分後に会議に出席する予定なのですが，リハ科長に10分ほど遅れると連絡していただけませんか？
受付　わかりました．リハ科長に患者様の対応で遅れることを連絡しておきます．
　　　患者様のご案内，よろしくお願いいたします．

例 6
患者　あの，すみません．リハビリ室の場所がわからないのですが……．
PT　それはお困りですね．こちらで少々お待ちください．
　　　（受付まで行き，受付担当者に）

	あちらの患者様をリハビリテーション室までご案内いたします． ○○に，10分ほど遅れると連絡していただけませんか？
受付	承知しました．もしよろしければ，私がご案内いたしましょうか？
PT	そうしていただけると助かります． （一緒に患者のもとに行き）大変お待たせいたしました．こちらは受付の田中です． 受付の田中がリハビリテーション室までご案内をさせていただきます．
受付	ご案内します．どうぞ，こちらです．

解釈

例1と例2

用件を確認し，近くにある人や物を利用している．どこに解決できるものがあるのか示しているが，患者がリハ室までたどり着けたのかは確認できていない．

例3

理学療法士は，順路を口頭で説明している．「途中でわからないようでしたら遠慮なく病院スタッフに聞いてください」と言うのは，一見ていねいなように感じるが，「自分の役割はここまでだからあとは他の人に聞いてほしい」と課題を投げ出してしまっている．ご高齢の方などにとってわかりにくい順路であれば，案内する気遣いが必要である．

例4

「それはお困りですね」と患者の困った気持ちを受け止める言葉には，相手の気持ちを癒す効果がある．自分の代わりに受付担当者に引き継ぐと最後までご案内をすることができる．受付担当者との連携がスムーズなよい対応である．

例5

この場合は，理学療法士自身が案内をしようとしていると同時に，会議に遅れる旨を連絡するよう依頼している．これは，患者の対応を優先とした行動である．会議に支障をきたさぬよう「報告・連絡・相談（報連相：ほうれんそう）」を心がけるとよい．

例6

これは，例5に対して，受付担当者が役割の変更を申し出ている．理学療法士と受付担当者の連携がスムーズで，とてもていねいな対応である．「大変お待たせいたしました」の一言を添えることも忘れないようにしたい．

理学療法士には，相手が困っているときに，どのような対応をするか瞬時に判断する能力が必要である．会議の時間が迫っていて，余裕がないときでも，爽やかに温かく，迅速に対応する力をつけるとよい．また，受付担当者との連携のように，お互いの事情を察し，自分が代わりに対応するという提案ができると，対象者に不愉快な思いをさせることなく，さりげなく細やかなサポートができる．

　さらに，笑顔や共感，立ち居振る舞いなどはとっさにできるものではない．普段から心がけるとともに，同僚などとチェックし合うことを習慣化するとよい．

　「社会人基礎力」は，一朝一夕（いっちょういっせき）で身に付くものではない．日頃からの心がけが必要である．

理解度チェック

- □　「社会人基礎力」の3つの能力と12の能力要素について理解できたか？
- □　理学療法士に必要なコンピテンシーについて理解することができたか？
- □　「社会人基礎力」の活かし方について理解できたか？
- □　自分の強みと弱みを考え，日常から「社会人基礎力」を高めるような意識づけができたか？

参考文献

1) 経済産業省ホームページ：http://www.meti.go.jp/policy/kisoryoku/
2) 文部科学省ホームページ：http://www.mext.go.jp/b_menu/shingi/chukyo/chukyo10/index.htm

（堀本ゆかり）

第3章

伝える・伝わる コミュニケーションとは

- コミュニケーションの定義を理解し，医療，保健，福祉（介護）における必要性について考える．
- 円滑なコミュニケーションのための基本的スキルを学び，身に付ける．
- 言語的，非言語的なコミュニケーションについて学び，役割を理解する．
- 自分のコミュニケーションの現状と特徴を，客観的にとらえてみることができる．

1 コミュニケーションの定義

　コミュニケーションについては，多くの研究者により100以上の定義が示されている[1]．私たちが「コミュニケーション」という言葉を使うとき，そこには「伝える」，「話す」，「理解する」，「聞く」，「意見を交わす」などの，さまざまな意味が込められる．いまや人，動物，その他の生き物はもちろん，人工知能などの先端技術に至るまで，ありとあらゆる環境で意思疎通に必要となるのが「コミュニケーション」なのである．一方では，コミュニケーションがうまくいかないことを発端とする問題も枚挙にいとまがない．国，政府，コミュニティ，企業，家族，友人などが，相互にどのような関係をつくれるのか？　この鍵となるのもコミュニケーションであろう．

　そもそも，コミュニケーションの語源は，ラテン語のコミュニカチオ（COMMUNICATIO）で「共有する」を意味する．たとえば，理学療法士として働くあなたが，担当の対象者に"一日も早く元気になって社会復帰をされることを心底応援している"という熱い思いをもって「これから毎日1時間リハビリテーションをがんばりましょう」と伝えたとする．対象者がその言葉を耳にして"リハビリって痛くないのかな？　毎日1時間ってきつくないのだろうか．それでも我慢してやらなければならないのか……"と受け取っていたとしたら，残念ながらあなたのコミュニケーションはうまくいったとはいえない．対象者が"この人が担当だったら，リハビリをがんばって一日も早く元気になって退院したい"という気持ちになってくれたとき，コミュニケーションはうまくいったといえる．

　私たちが相手とコミュニケーションを取るとき，こちらが伝える側であっても聴く側であっても「相手と共有したい何か」を意識，意図することから，コミュニケーションは始まるのである．対人コミュニケーションとは，「受け手」と「送り手」がいて，そこにチャネル（視覚，聴覚，触覚，嗅覚，味覚）を通してメッセージ（言語・非言語）を伝えたり，受け取ったりすることである（図3-1）．

　本書では，コミュニケーションを次のように定義したい．

　「コミュニケーションとは，相手と良好な関係性を築くという意図をもってなされる，双方向の意思疎通のプロセスである」

1 コミュニケーションの必要性

　一人の社会人として，医療・保健・福祉の分野を問わずさまざまな職場で働くことになる皆さんに最も求められる能力は何かという問いに答えがあるとすれば，それは「人間関係構築力」である．医療専門職として，目の前の対象者の病気や障がいに対する知識や専門的な技術を修得し，追求，研鑽していくことは大切なことである．しかし，それだけではなく「目の前の人の思い」をしっかりと受け取め，最大限に支援し，実現させることが重要である．そのために

は「目の前の人の思い」を聴き，受け取めながら人間関係を深めることが不可欠である．また，「目の前の人の思い」を実現するためには，多くの人たちと思いを共有し，多職種がひとつのチームとして取り組むことが必要となる．そのためにも多方面と人間関係を築く必要がある．コミュニケーション力は単に豊富な知識があればよいというものではなく，実際の人間関係の中から体験的に身に付くものである．コミュニケーション力の基礎的なスキルは後述するが，これらを実践することで，皆さんの「人間関係構築力」が向上するのである．

社会人として，専門家として仕事をするためだけではなく，一人の人間として成長するためにも，コミュニケーションにより「人間関係構築力」を高め周囲の人と良好な人間関係をつくることを意図し，体験的に身に付け，さらに磨いていってほしい．

誰かと信頼しあえる人間関係をつくりたいと感じたら，まず，その人と共有したいことは何かを考え，次にどうすれば相手が自分の伝えたいことを受け取りやすくなるのかについて考え，行動する．ときには行き違いや取り違いが生じる場合もあるかもしれないが，そのときはもう一度違うやり方でコミュニケーションをとってみる．あきらめず，素直になって自分とも相手とも向き合うことが大切である．

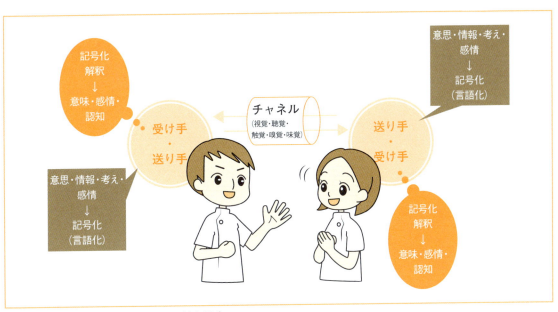

図3-1 対人コミュニケーションの基本概念

2 コミュニケーションの3つのカテゴリー

　ここでは，コミュニケーションについて，より具体的に学ぼうとするときに有効な3つのカテゴリーについて記述したい．カテゴリー1は「自分との対話」，カテゴリー2は「一人の人との対話」，カテゴリー3は「複数の人との対話」である．優先順位の高い順に1，2，3となる（図3-2）．

　まず「対話」とは，本音のコミュニケーションを指す．カテゴリー1の「自分との対話」は，自分自身の本音の思い，感情，行動の特徴や夢や価値観を知り，受容することを目指す．「自分との対話」は，①自分の本音をじっくり聞いてくれる友人，コーチをもつこと，②手書きの日記をつけること，③優れた文学作品を読むことの3つを実践することで促進できる．

　一般的にコミュニケーションというとカテゴリー2・3のイメージとなるが，カテゴリー1の「自分との対話」は，その人の人間性やあり方の核となるため，自分との対話がどこまでなされているかということが他者との対話への基礎となる．「自分との対話」ができてくると，自分の思い・言葉・行動の誤差が少なくなる．そして他者に対して「自信のある人」，「安心感のある人」という印象を与えることで，互いのコミュニケーションを高めあえる土台となる．コミュニケーションの土台づくり（自己基盤づくり）がカテゴリー1，その次にカテゴリー2そしてカテゴリー3の順番で自身のコミュニケーションをみることができる．

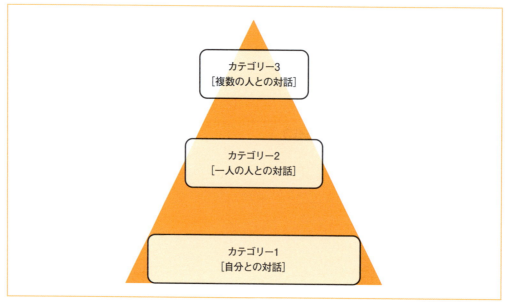

図3-2 コミュニケーションの3つのカテゴリー

3 コミュニケーションスキル

　医療・保健・福祉の中でコメディカルとして必要なコミュニケーションスキルとして「聞く（聴く）」，「見る」，「認める（承認）」，「伝える」の4つを取り上げる．

1 聞く（聴く）

　「聞く」とは，音や相手の声を耳で聞くことであり，「聴く」は聞くに加えて，相手が何を伝えたいかに耳を傾けることである．そして，送り手が何を伝えようとしているのかを受け手が相手の意思，考え，情報，感情，価値観，判断などに意識を向けて聴くことである（**図3-3**）．これを「傾聴」という（**表3-1**）．

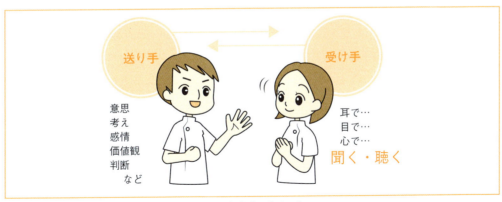

図3-3 聴く（送り手の伝えたいことを受け手が受け止める）

表3-1 傾聴

聴き手の状態	傾聴のスキル
自分の価値判断を差し込まず，クライアントのありのままを受け取るために，気持ちがニュートラルである	楽な姿勢で，相手を包み込むような目線で表情も柔らかい
相手の人生そのものを受け容れている	相手の話のテンポに合った，深いうなずき
相手の言葉や思いに良し悪しの判断を加えていない	あいづちの言葉は「なるほど」「確かに」「いいですね」などの肯定の言葉を使っている
相手の価値観をそのまま受け止めている	相手の言葉を繰り返す"オウム返し"で共感している
相手が安心して自身と対話することができる"安全な場"をつくっている	相手の声のトーンに自分の声のトーンを合わせ，相手の動作をミラーリングしている
自分が何とかするのではなく，相手の中にある答えを相手自身がみつける支援をしている	相手の話を途中でさえぎることなく，「そして？」「それから？」「他には？」など相手の話を促し，話が終わるまでていねいに耳を傾ける

人の話を聞くことは，言葉や情報としてだけ受け取っていることが多いが，「聴く」(傾聴)を積極的に行うことで相手をより理解し，相手との信頼を深めることができる．「傾聴」を行うときに大切なことは，自分の価値観や判断をはさまずに心をニュートラルな状態にして，相手が何を伝えたいのか，何を聴いてほしいのかに耳を傾けることである．そして送り手が自分自身の内側の言葉をみつけられるように，受容的・肯定的・共感的(p34コラム参照)に話を聴くことである．そのときの送り手の雰囲気，目線，表情，話すスピード，声のトーンすべてを聴くことで，相手が言葉にしていないが伝えたいことを受け取ることができる．

　話を「聞く」から「傾聴」へと深めていくためのポイントがある．1つ目は笑顔もしくは温和な表情で受け容れること，2つ目は送り手の話のテンポに合ったうなずきやあいづち，3つ目は送り手の話を否定せず，話を促す言葉をかけながら聴くこと．そして4つ目のポイントは話す相手との位置や距離感である．話す相手との位置(図3-4)はお互いの関係づくりに影響するため，話を聴きやすい位置を理解しておくとよい．また，図3-5には自分を中心としたパーソナルスペース(personal space)を示している．パーソナルスペースとは他人が侵入すると不快感が起こる領域で，心理的な縄張りのような空間である．エドワード・T・ホールによると，①密接距離：ごく親しい人に許される距離(親子・恋人・近親者)，②個体距離：相手の表情が読み取れる，日常会話が行われる距離(友人・患者・指導者)，③社会距離：相手に手は届かないが，会話のできる距離(上司・仕事関係者)，④公共距離：一人に対して複数の相手と話す距離(講師・公的)に分けられる．話す相手との適切な位置，距離感を理解しておくことで，初対面の相手の緊張を緩和し，話しやすい雰囲気づくりができる．

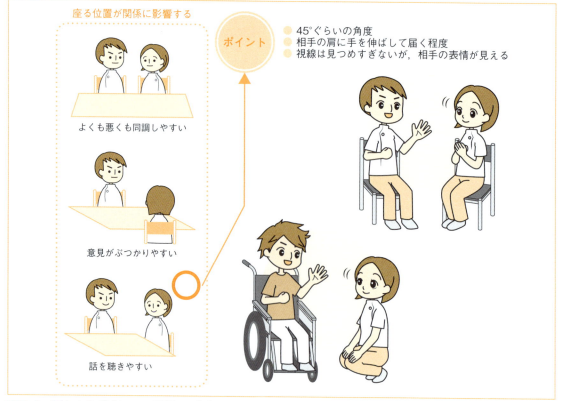

図3-4　話をするポジション(傾聴のポジション)

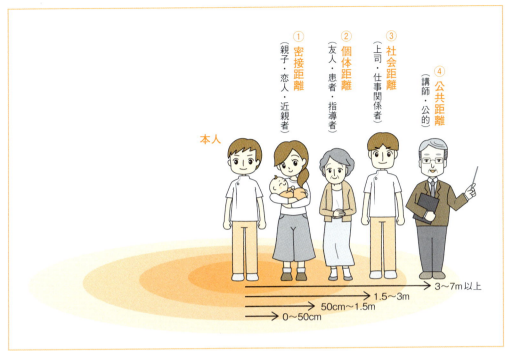

図3-5 パーソナルスペース

2 見る

コミュニケーションについて，「人と話すときは，相手の目を見て話をしましょう」と言われたことはないだろうか．これは「目」が人の気持ちを表すものであり，非言語的メッセージとしての力が強いからである．特に日本語には「目」を用いた言葉がたくさんみられる．たとえば，「目は口ほどにものをいう」「目をつける」「目に浮かぶ」「目を盗む」「目が肥える」「鋭い目」「目を疑う」「見る目がある」など，たくさんの言葉がある．これほど多くのことを表現している「目」を目線（視線）という点と，医療専門職として対象者を観る（観察する）という点から考察する．

①目線（視線）

相手の目を見る，目と目を合わせること，これがアイコンタクトである．私たちは日常，話をしたい人，話しかけたい人には，まず視線を合わせてから話を始めるのではないだろうか．たとえば，初対面やそれほど親しくない人にアイコンタクトなく話しかけられたとしたらどうだろうか．きっと「この人は自分に話しかけているのだろうか？」と周りをキョロキョロと見回してしまい「私に話していますか？」と聞き返してしまうだろう．また，初対面の人から，ただジーっと見つめられても何か怖い気持ちがするかもしれない．

好きな人や好意的な相手とであれば，目を合わせることや視線の合う回数は自然に多くなり見つめ合うことも厭わないが，嫌いな人や苦手な人とはあまり視線を交わすことなく，つい視線を逸らしてしまうかもしれない．また，目上の人や初対面の人に対して何となく目線を合わせることが恥ずかしかったり，照れくさく感じたりして目線を合わせることができないということもあるだろう．齋藤[1]は「目と目が合ったときに，人と人の間に線がつながる」としてい

る．そしてこの線の上に言葉をのせることで，言葉は相手に伝わりやすく届きやすくなる．目線と言葉がセットになることで，より伝わる力が強くなるのである．

ループワーク　アイコンタクトトレーニング

アイコンタクトトレーニング①
1. 自分と相手が話すポジションで目線を30秒間目線を合わせる
2. このとき，相手はどんな人なのかな？　この人のよいところはなんだろう？　どんな雰囲気の人だろう？　と興味をもって目線を合わせておく
3. 30秒経過したらお互いにどのようなことを感じ，思ったかを話す
4. 1・2・3を3〜5名を相手に繰り返す

アイコンタクトトレーニング②（文献1より）
1. 5名で五角形になるように座る
2. 全員立った状態で開始する．1名が1分間スピーチを行うが，そのときに他の4名の聞き手に対し，話し手は1名ずつ目線を合わせ1分間で全員と目線を合わせる．自分と目線が合ったと思えば聞き手は座ることができる（目線は必ずお互いが合ったと思わなくては座れない）
3. これを8名まで増やしてやってみる

②観察

医療専門職として対象者を「みる」ことは診療の手段の「視診」にあたり，特に理学療法士にとっては，「観察」を行い，身体の動作を分析することから治療プログラムを考えていくという大切な評価の一つであるともいえる．この「観察」する「目」は特に大切にしてほしい．そして「観察」をすることで，相手から発せられる非言語的メッセージにも意識を向け，より多くの情報を受け取ってほしい．対象者が言葉にしていない気持ちを「察する」ことができると，対象者は「この人はよくわかってくれているな」「話をしたら受け止めてくれそうだ」といった安心感をもつことができ，お互いの信頼関係をいち早く築くことができる．

「観察」に必要なのは多くの体験を重ねることであるが，「観察」する視点をもつことで情報をすばやく整理して，言葉として伝えることができるようになる（**表3-2**）．

3　認める（承認）

承認とは相手を認めるということである．前述した傾聴においても非言語的な承認は行っているが，もっと相手に伝わるように言葉で相手をほめたり，ねぎらったり，感謝の気持ちを伝えたりすることで承認していく．承認するには相手のことを気にかけて観察していることが大切になる．いつも自分のことをみてくれる人がいてほめたり，変化したことに気づいて言葉で伝えてくれることは大きな支えとなる．AHマズローが提唱した人間の基本的欲求の5段階（**図3-6**）にある「承認の欲求」にみられるように，私たち人間は誰しも他者から認められたいという欲求があり，この欲求が満たされることで，喜びややる気が出て自己受容が高まっていくの

表3-2 観察から読み取る情報

観察するポイント	読み取れる情報
姿勢	年齢・身体状況・生活状況・精神状況
体格	性格・身体状況・生活習慣
動作・動き	身体状況・精神状況・痛みの状況・習慣・教育・性格
服装・身なり・振る舞い	生活状況・精神状況・緊張・性格・価値観・趣味嗜好
表情	気持ち・精神状況・性格・緊張
顔色	身体状況・精神状況・体調
目線	精神状況・意識の状態・緊張・性格
対人距離感	精神状況・緊張・社会適応状況
声の強弱	身体状況・精神状況・緊張・性格

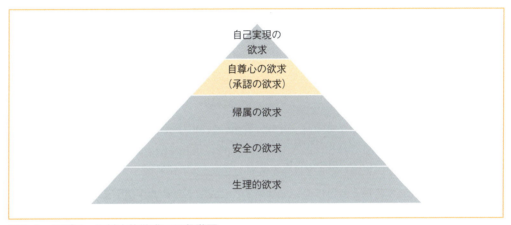

図3-6 マズローの基本的欲求の五段階層

である．特に，対象者は人生の変化の中で自信がなくなり，不安に押しつぶされそうな状態にある．このときに承認されることは自己受容と自己承認が高まり，自信を取り戻し次へと進むエネルギーとなる．

コミュニケーションの中でこの承認を行うことは，相手の欲求を満たして次なるステップへ進めさせることができる．人は，承認してくれる相手に対して信頼と安心感を高めるのである．

4 伝える・伝わる

相手に伝わるように伝えるためには，言葉で伝える言語的コミュニケーション（バーバルコミュニケーション）とそれ以外の方法で伝える非言語的コミュニケーション（ノンバーバルコミュニケーション）がある．

言葉（ことば）は，人間だけに使えるコミュニケーションの道具である．そして言葉が伝える内容は表意的，曖昧，抽象的であるといわれている．実際に送り手が発する内容と受け手が受け取る内容の間には「ずれ」が生じることがある．特に国，地域，世代，文化によって言葉のもっている意味は異なってくる．

言葉の役割には，①名前を付ける，認識の整理，②感情の表出，③人間関係のコントロール，④個人性，立場を明確にする，⑤情報の記録，⑥共感，⑦未来・過去を考える，などがあ

る．これらをどのように伝えるかは，送り手がどのように言葉を伝えるかが大きな鍵である．これについては第6章以降さまざまな場面での伝え方を提案する．

　言葉以外のコミュニケーションを非言語的コミュニケーション（ノンバーバルコミュニケーション）という．言葉以外であるので非常に多くの領域を含む．相手の距離，話す場所，場面・服装・髪型・表情・身振り・手振り，接触などがノンバーバルコミュニケーションとしてあげられる．ノンバーバルなメッセージは，バーバルなメッセージよりも伝わりやすい．たとえば海外旅行をしたとき，現地の言葉を話せなくても表情や身振り・手振りでどうにか食事ができたり買い物ができたりしたことがないだろうか．これはノンバーバルでメッセージを伝え合うことで，お互いにコミュニケーションを取っているのである．

　また，ノンバーバルなメッセージは，本心を伝えやすいともいわれている．バーバルなメッセージを伝えているときでも，言葉にはできない部分があったり，偽った言葉を発していたりすることもある．バーバルメッセージとともにノンバーバルなメッセージ（表情や声の調子，視線などの変化）を感じることで，言葉には表れないメッセージを聴き，察することができるのである．

　医療専門職として，対象者・その家族・職場の同僚などにバーバルなメッセージを伝えるときには，相手の立ち位置に立って相手の受け取りやすい言葉を選び伝えることが大切である．そのためには世代や立場の違う方への敬語の使い方，言葉を正確に伝えること，話の要約をつかむこと，そしてそれをはっきりと大きな声に出して伝えることが大切である（これらの具体的な方法については，第6章以降を参照のこと）．

　印象・立ち居振る舞いについては第2章に示してあるような望ましい姿を目指してほしい．

　第一印象は信頼関係を築く大切な場面である．まず，服装と身だしなみのチェック表で自身

ワーク

服装と身だしなみのチェック表

チェック項目	チェック内容	○か×を記入
服装	汚れておらず，清潔な状態か？	
	しわやシミはないか？	
	ボタンが取れていないか？　ほつれはないか？	
	サイズ・ズボン丈は適切か？	
頭髪	清潔な状態か（ふけやにおいはないか）？	
	髪型は顔にかからず，表情が見える状態か？	
	色や髪型は相手に受け入れられる範囲か？	
手（爪を含む）	手に傷や肌荒れはないか？	
	爪の手入れはできているか？	
	手指は清潔な状態か？	
顔	メイクは華美でなく健康的で明るい印象か？	
	髭は不潔になっていないか？	
	顔色・肌の状態は清潔で健康な状態か？	

＊×の項目は心がけて直すことが必要である．

をチェックしてみよう（前頁「ワーク」）．服装，身だしなみは相手に対する大切な第一印象となる．まずは項目をチェックして×のついた項目は心がけて整える必要がある．特に実習の際は準備として行ってほしい．学生として実習を行う際は初めて会う人，初めての場所に行く機会が多くなるだろう．第一印象のノンバーバルなメッセージによって相手が悪い印象を受けると，その後のコミュニケーションがうまくいかなかったり，お互いの信頼関係を築くのに時間がかかったりすることになる．まずは相手とのコミュニケーション成立へ向けて，自分の服装・身だしなみというノンバーバルコミュニケーションを整え，準備してほしい．

　次に表情は，ノンバーバルなメッセージとして伝える内容が多く，表される表現も多くなる．医療専門職に求められる望ましい表情は，「温和でやさしい笑顔」である．目は「温かい眼差し」「やさしい眼差し」で，口角と頬は軽く上がっている，安心感を与える笑顔である．無表情でいくらやさしい言葉をかけられたとしても，受け手はそれをやさしい言葉として受け取ることは難しいだろう．

　表情豊かに「温和でやさしい笑顔」を自然に出すためには，表情筋をトレーニングするとよい．鏡を見て笑顔を確認し，必要な表情筋を筋肉トレーニングしていくのである（図3-7）．いつも口角が落ち「への字」で，眉間にしわを寄せていれば，「温和でやさしい表情」の筋肉は使われない．自分がいつも話をするときどんな表情で話をしているのか，相手にどのような印象を与えているのか友達どうしでフィードバックすることもお勧めする．「温和でやさしい笑顔」で言葉を伝えることができれば，受け手にも大切な言葉が伝わりやすくなるであろう．そ

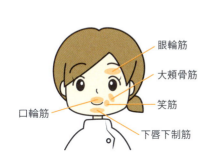

❶ 鏡の前で自分の顔を見て開始します．肩をすくめてストンと力を抜く動きを3回やって肩回りをリラックスさせます．

❷ 「ふー」と言いながらお腹に力を入れて口をすぼめて息を吐きます．このとき目は大きく見開きます．息を吸うときは鼻から吸い込みます．3回繰り返します．

❸ 鏡で顔を見て「いー」と言いながら口角と頬を斜め上に引き上げていきます．このとき目は優しい眼差しで自分を見てください．3回繰り返します．

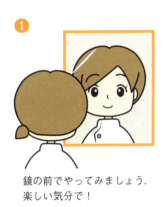

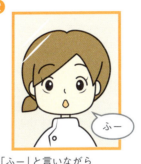

図3-7　笑顔の表情筋トレーニング

して相手からうなずきやあいづち，納得した表情や笑顔がみられ，共感，共有の言葉が聞かれれば，あなたの意図したことが相手に伝わったということになる．

> **理解度チェック**
> - □ コミュニケーションの定義となぜ学ぶ必要性があるのかを理解できたか？
> - □ コミュニケーションスキルの必要性，大切さを理解できたか？
> - □ 「聴く」についてパーソナルスペースや聴くということを理解できたか？
> - □ 「見る」について目線を合わせる（アイコンタクト）の重要性を理解できたか？
> - □ 医療専門職として「観察」から読み取る情報がコミュニケーションを行ううえで大切であることを理解できたか？
> - □ 「認める」ということは相手の承認欲求を満たすということを理解できたか？
> - □ 「伝える」にはバーバル・ノンバーバルのメッセージがあり，それぞれに大切な役割があることを理解できたか？

参考文献

1) 齋藤 孝：コミュニケーション力．岩波新書，2004．
2) 西嶋恵理子：コミュニケーション経営．日本規格協会，2013．
3) 宮原 哲：新版 入門コミュニケーション論．松柏社，2006．
4) アンドリュー・ニューバーグ，マーク・ロバート・ウォルドマン：心をつなげる．東洋出版，2014．
5) 松田美由紀（編著）：ケア・コミュニケーション．ウィネット，2007．

（松本　泉）

> **コラム　共感することの大切さ**
>
> 　共感とは何でしょうか．それは，自分以外の人（話をしている相手）の経験を敬意とともに理解することです．相手の話を聴いているとついついアドバイスしたり，励ましたり，自分の感想や経験談を話したりしてしまいがちですが，まずは自分の評価や判断，相手に対する先入観や決めつけを排除しましょう．頭と心を空っぽにして，相手の発する表現の中に相手の感じていること，考えていること，必要としていることを聴くことが共感です．また，自分は共感しているつもりでも，自己満足な聴き方になっていないかどうか振り返ることも必要でしょう．十分に共感してもらったと感じたとき，話し手は緊張がほぐれてホッとし，表情が穏やかになり，話が止んできます．相手に共感する力は，心を通い合わせるためにとても大切なものなのです．
>
> **文献**
> マーシャル・B・ローゼンバーグ：NVC　人と人との関係にいのちを吹き込む法．日本経済新聞出版社，2012．

第4章

コミュニケーションのタイプ

- 自分の性格やコミュニケーションのタイプを知る．
- 世代におけるコミュニケーションの違いを知る．
- 4つのコミュニケーションタイプを理解する．
- 自分の性格やコミュニケーションタイプを理解し，会話の中に取り入れ実践できる．

1 コミュニケーションの取り方の違い

　ここまでに学んだコミュニケーションスキルをフル活用しても「長い時間この人の話を聞いていてもよく理解できない」「何を考えて話をしているのだろうか？」「自分の意見がなかなか出てこない人だな」など相手の話を受け取ることが難しい場合がある．また「自分はこんなに詳しく話をしているのになぜわかってくれないのだろう」「あの人とは性格的に合わないから仕方ない」と自分の伝えたいことを受け取ってもらえないジレンマを感じたことはないだろうか．

　人はさまざまな環境下で生まれ，育ち，教育を受けて成長していく．それぞれの場面でさまざまな人と関わりながら生きている．そして一人の人間としての性格，価値観が生まれてくるのである．自分と世代の違う人，価値観の違う人，性格が違う人などとは特にスムーズに会話ができないと感じるかもしれない．それは言葉の伝え方，受け取り方の違いが大きく影響しているのである．自分の性格の特徴，世代によるコミュニケーションの取り方の違い，相手との価値観の違いを知ることでコミュニケーションの幅を広げ，信頼関係を深めることができるのである．

1　自分の性格を知る

　人は，親から受け継いだ「気質」やさまざまな家庭環境，社会環境によって「性格」が育っていく．そして，生きていく中でその性格は変化していく．自分の性格を客観的な特徴として捉えることで自分自身への理解が深まり，コミュニケーションの基盤となる自己基盤を安定させることにも役立つのである．

　性格を調べる方法はいくつかあるが，ここでは交流分析の研究から開発されたエゴグラムを紹介する．

　エゴグラムは次の5つの領域に分けられる．CP（controlling parent：父親の心，支配的な親），NP（nursing parent：母親の心，養育的な親），A（adult：大人の心，成人），FC（free child：自由な子どもの心），AC（adapted child：順応する子どもの心）である．これらの領域で自分がどの領域が強いのか，弱いのかを知ることで自分の性格や行動パターン，発言を客観的に振り返ることができる．そして，弱い領域に対しては強化していくことで自己基盤の安定につながるのである．エゴグラム診断（**図4-1**）をやってみて，自分の自我の特徴を確認してみよう（**表4-1**）．

　自我状態は，5つの領域をどのように使っているのかで自分の性格的特徴をみることができるが，そのときの環境や人間関係よって変化するので結果が変化することに留意する．

1　コミュニケーションの取り方の違い

下記の50の文章を読み，自分自身に当てはまると思うものには○，当てはまらないと思うものには×，どちらでもないものには△を右の空欄に記入してください．

実施日　　　年　　月　　日

CP（　）点	1	妻(夫)や子ども，部下などが間違いをすると，すぐにとがめますか	
	2	あなたは規則を守ることに厳しいほうですか	
	3	最近の世の中は，子どもを甘やかしすぎていると思いますか	
	4	あなたは礼儀，作法にうるさいほうですか	
	5	人の言葉をさえぎって，自分の考えを主張することがありますか	
	6	自分を責任感の強い人間だと思いますか	
	7	小さな不正でも，うやむやにするのが嫌いですか	
	8	「ダメじゃないか」「…しなくてはいけない」という言いかたをよくしますか	
	9	よい，わるいをはっきりさせないと気がすまないほうですか	
	10	ときには子どもをスパルタ式にしつける必要があると思いますか	
NP（　）点	1	人から道を聞かれたとき，親切に教えてあげますか	
	2	頼まれたら大抵のことは引き受けますか	
	3	友人や家族に何か買ってあげることが好きですか	
	4	子どもをよくほめたり，頭をなでたりするのが好きですか	
	5	他人の世話をするのが好きなほうですか	
	6	他人の欠点よりも，長所を見るほうですか	
	7	人が幸福になるのを喜ますか	
	8	子どもや妻(夫)または部下の失敗に寛大ですか	
	9	あなたは思いやりのあるほうだと思いますか	
	10	経済的に余裕があれば交通遺児を引き取って育てたいと思いますか	
A（　）点	1	あなたは感情的というよりも，理性的なほうですか	
	2	何ごとも，情報を集めて冷静に判断するほうですか	
	3	あなたは時間をうまく活用していますか	
	4	仕事は能率的にテキパキと片づけていくほうですか	
	5	あなたはいろいろな本をよく読むほうですか	
	6	誰かを叱る前に，よく事情を調べますか	
	7	物事は，その結果まで予測して，行動に移しますか	
	8	何かするとき，自分にとって損か得かをよく考えますか	
	9	体の調子がよくないときは，自重して無理を避けますか	
	10	何かわからないことがあると，人に相談してうまく片づけますか	
FC（　）点	1	うれしいときや悲しいときに，顔や動作にすぐ表しますか	
	2	あなたは人の前で歌をうたうのが好きですか	
	3	言いたいことを遠慮なく言うことができますか	
	4	子どもがふざけたり，はしゃいだりするのを放っておけますか	
	5	もともと，わがままな面が強い人ですか	
	6	あなたは，好奇心が強いほうですか	
	7	子どもと一緒に，はめをはずして遊ぶことができますか	
	8	マンガの本や週刊誌を読んで楽しめますか	
	9	「わあ」「すごい」「かっこいい！」などの感嘆詞をよく使いますか	
	10	遊びの雰囲気に楽に溶け込めますか	
AC（　）点	1	あなたは遠慮がちで，消極的なほうですか	
	2	思ったことも言えず，あとから後悔することがよくありますか	
	3	無理をしてでも，他人からよく思われようと努めていますか	
	4	あなたは劣等感が強いほうですか	
	5	あまりいい子でいるため，いつか爆発するかもしれないと思いますか	
	6	他人の顔色を見て，行動するようなところがありますか	
	7	本当の自分の考えより，親や人の言うことに影響されやすいですか	
	8	人からどう評価されるか，とても気にするほうですか	
	9	嫌なことを嫌と言わずに，抑えてしまうことが多いですか	
	10	内心では不満だが，表面では満足しているように振る舞いますか	

●終わったら○は2点，×は0点，△は1点として5つの自我状態それぞれの合計点数を計算してください．
●各合計点数をもとに折れ線グラフを作成してください．

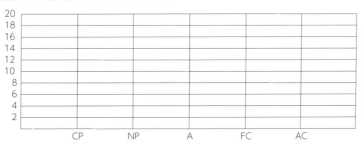

図4-1　エゴグラムチェックリスト

(文献1より引用)

37

表4-1　自我状態のもつ意味と特徴

領域	一般的な特徴		強い場合の傾向	弱い場合の傾向
CP 父親の心	信念に従って行動する厳しい父親のような親の心．自分の価値観や考え方を優先して理想を求める	父性 義務感 道徳観	厳格 支配的 批判的	無批判 友好的 指導力不足
NP 母親の心	思いやりをもって世話をするやさしい母親のような親の心．親身になって人の面倒を見る優しさが特色	母性 奉仕性	思いやり 世話好き	冷淡 淋しがりや
A 大人の心	事実に基づいて物事を判断しようとする合理的な大人の心．データを集めて理論的に処理していく	客観性 冷静性	合理的 能率的	無計画 非合理的
FC 自由な 子どもの心	自分の欲求のままに振る舞い自然の感情を表す自由な子どもの心．明るく無邪気で行動的	主体性 創造性	のびのび 行動的	消極的 閉鎖的
AC 順応する 子どもの心	自分の本当の気持ちを抑えて相手の期待に応えようとする順応した子どもの心	協調性 順応性	優等生的 自己抑制	がんこ 意地っぱり

領域	各領域の弱さはどういう場面で影響するか
CP	CPの弱い人は，自分を主張することができず，つい相手に譲ってしまう傾向がある．厳しいことを言わず，人には寛大なところが多く，相手に合わせて行動するので波風は立たない．CPが弱い人は親や人を管理する立場になったとき，指導力のなさを感じることがある
NP	NPの弱い人は，人の世話をしたりほめたりすることがほとんどない．周りの人からは冷たい人と思われやすく，親しく付き合える人の数も少なくなる．しかし，こちらから相手に親切に働きかけるとNPが強くなり，持ちつ持たれつの人間関係に発展していくようになる
A	Aが弱い人は，計画を立て，冷静かつ合理的に行動していくことが苦手．そのときの気分や思いつきで行動しやすく，仕事面でも緻密さに欠ける．気楽に生きていくよい面はあるが，人からの信頼が今一つ足りないので，仕事や役割を果たす場面では期待されなくなる
FC	FCが弱い人は，いきいきとした自然の感情をうまく表すことができない．バイタリティーに欠けているためおもしろみのない人間になりがちである．人間関係が形式的になりやすく，心の交流ができにくくなる
AC	ACの弱い人はがんこで周りに合わせようとしない．自分中心になりやすく，他人への配慮に欠けるため，人とよく衝突を起こしたり，協力が得にくかったりする．自分を主張することもよいが，相手に対する配慮を心がけないと人間関係がぎくしゃくして，自分の望むことが実現できなくなる

領域	各領域が強すぎるとどういう場面で影響するか
CP	CPが強すぎる人は，尊大で批判的な傾向がある．審判的な態度を取りがちで，相手は押しつけられた気持ちになり，自分の感情や考えを出さずに言われるままに従うようになる．また，周りの人は厳しいことを言われるのが嫌なので，避けて近づかないようになる
NP	NPが強すぎる人は，おせっかいであったり，甘やかしたりする傾向がある．相手が自分の感情や考えを表現しなくても，先回りしてニーズに応えたり，代弁したりするので，相手の自立を阻む可能性がある
A	Aが強すぎる人は，打算的で冷酷な感じがする．相手の感情に寄り添って，共感を伝えることが少ないと，突き放された感じがする．正確さや緻密さを要求するので，周囲は窮屈で息苦しさを感じる
FC	FCが強すぎる人は，わがままで他人への配慮に欠ける傾向がある．マイペースでのびのびと取り組むというよい面はあるが，周囲はそれに振り回されてしまい，無理を強いられることもある
AC	ACが強すぎる人は，周囲の要求に対して断れなかったり我慢しすぎたりして，ストレス過多になりがちである．周囲からは協力的で素直に見えても，本人は息苦しかったりつらくなったり，屈折した気持ちになる

（文献2より引用）

2　世代間におけるコミュニケーションの取り方の違い

　世代間におけるコミュニケーションの違いは，それぞれが育った時代，家庭環境，社会的環境，教育環境や情報量などが関与している．十年一昔といわれるように日々めまぐるしい変化をみせている現代において，コミュニケーションの取り方も日々変化している．

　「今時の若い者は……」とは，年長者からよく聞かれるフレーズだが，きっとそう話してい

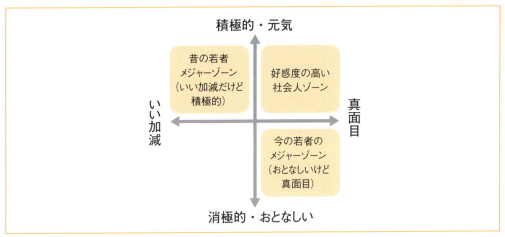

図4-2 今の若者と昔の若者 　　　　　　　　　　　　　　　　　　　　　　　　　　　　（文献3より一部改変）

表4-2 今の若者にみられる傾向と対処方法

傾向	対処方法
1. 当事者意識の足りない若者	指名をして意見を聴く（挙手を求めてもなかなか挙がらない）
2. すぐにあきらめる若者	所属することの大切さや意味を教える
3. リーダーになりたがらない若者	簡単なリーダーを経験させる
4. 知的好奇心に乏しい若者	新聞，本を読むことを推奨する
5. 反応の薄い若者	表現することを身に付ける（うなずき，目を見て話す，あいづちを打つ，微笑む）

（文献3を元に作成）

る方も若いときには同じフレーズをつぶやかれたに違いない．今の若い世代，いわゆる「ゆとり世代」といわれる若者の特徴については，詳しくは第1章の「学生を取り巻くコミュニケーションの現状」を参照いただきたい．

　齋藤[1]によると（**図4-2**），今の若者は「まじめ」で「おとなしい」傾向，昔の若者は「いい加減」で「積極的」とされている．そして，昔も今も好感度の高い社会人とは「積極的」で「元気」，そして「真面目」な人物である．今の若者は「真面目さ」「素直さ」をもっており社会の中で好感をもたれやすい一方，「おとなしすぎる」「前に出たがらない」「評価の対象となるので目立つことを嫌う」傾向があるとされる．そういった傾向に対して，齋藤は**表4-2**のような対処方法を提案している[3]．これらの対処方法は年長者の視点で述べられているが，若者世代にとっても自分より目上で世代の違う人がどのように自分たちをみているのか，どのような行動や振る舞いが好まれるのかを知る手立てとなる．

　また，世代の違う指導者は今の若者のもつ「真面目さ」「素直さ」を引き出すことで相手の能力を発揮させるきっかけとなり，成長を促すことができるのである．

2 価値観の違いに着目したコミュニケーションタイプ

　相手の話している内容を受け取るときに，100％理解できるときと50％のとき，10％しか理解できないときがあるのではないだろうか．これは伝える側も同様で，100％伝わったなと感じるとき，50％かなと感じるとき，はたして伝わっているのだろうかと感じるときがあるだろう．性格や世代の差がなくてもそう感じることがある．それは互いのもっている価値観の差に由来する．

　たとえば，話をしていて相手をほめる言葉を3人に同じ言葉で伝えたとしよう．Aさんはとても喜んでくれた，Bさんはまあまあ喜んでくれた，Cさんについては喜んでいるのかわからない反応だったとする．これを野球のピッチャーとキャッチャーを例にして考えてみると，ピッチャーは言葉を伝える人，キャッチャーは言葉を受け止める人である．相手をほめようと言葉を投げたのだが，Aさんへはストライクゾーンに，Bさんへはストライクとボールのきわどいところに，Cさんはキャッチャーミットでやっと取れるところにボールが行った．この状況を想像すると，大切なことは，いかにキャッチャーが受け取りやすいボールを投げるかであることがわかる．相手がどのような価値観を大切にしているのかを知ることで，相手が受け取りやすい言葉を選択することができるのである．

　自分の性格や行動をもとに，人のタイプを分ける方法がある．たとえば，前述したエゴグラムなどもあるが，CSI（communication style inventory）は価値観に焦点をあて，コミュニケーションスタイルを「4つのタイプ」に分類するものである．これは性格診断ではなく，あくまでもコミュニケーションを行ううえで相手のことをいち早く理解し，言葉を伝え合うための一つのツールとして考えていきたい．

　自分のコミュニケーションタイプはCSI簡易版で傾向を知ることができる．自分自身のコミュニケーションタイプを知ることで，自分が周りの人に対してどのような印象を与えているか，話をするときにどのような傾向があるかがわかる．これによって客観的に自分を捉え，自分の価値観を認識することができるのである（**表4-3〜4-4**）．

　「4つのタイプ」は自己主張が強いか弱いかと，感情表出が高いか低いかの2つに焦点をあて，この2つを軸としてタイプを分けている（**図4-3**）．このタイプ分けによって，「この人はこのタイプだから」，「タイプが合わないから」などその人のコミュニケーションスタイルを決め付けるのではなく，今まで「あの人とは話が合わない」，「あの人と話すのが苦手」などコミュニケーションを取ることが難しいと思っていた相手に対しても，視点が変わり自分自身のコミュニケーションの幅が広がるであろう．相手はどのような言葉や接し方が受け取りやすいのかを考えていくことで，価値観を共有したコミュニケーションが取れるようになるのである．

　「4つのタイプ」には，コントローラー，プロモーター，アナライザー，サポーターがある．これらの特徴を以下にまとめる．

表4-3　CSI (communication style inventory) 簡易版　　　　　　　　　　　　　　　　　　（文献4より）

以下は、株式会社コーチ21のCSI（コミュニケーション・スタイル・インベントリー）からの抜粋です。完全版ではありませんが（実際には設問がこの倍の40項目あります）、傾向を見ることは可能です。

あなたの日頃の人との関わり方やものの考え方を振り返り、下の項目について、該当する数字を○で囲んでください。
1＝よくあてはまる　2＝あてはまる　3＝あまりあてはまらない　4＝あてはまらない

1	自己主張することが下手だと思う	1	2	3	4
2	常に未来に対して情熱をもっているほうだ	1	2	3	4
3	他人のためにしたことを感謝されないと悔しく思うことがよくある	1	2	3	4
4	嫌なことは嫌と、はっきり言える	1	2	3	4
5	人にはなかなか気を許さない	1	2	3	4
6	人から楽しい人とよく言われる	1	2	3	4
7	短い時間にできるだけ多くのことをしようとする	1	2	3	4
8	失敗しても立ち直りが早い	1	2	3	4
9	人からものを頼まれるとなかなかノーと言えない	1	2	3	4
10	たくさんの情報を検討してから決断をくだす	1	2	3	4
11	人の話を聞くことよりも自分が話していることのほうが多い	1	2	3	4
12	どちらかというと人見知りするほうだ	1	2	3	4
13	自分と他人をよく比較する	1	2	3	4
14	変化に強く適応力がある	1	2	3	4
15	何事も自分の感情を表現することが苦手だ	1	2	3	4
16	相手の好き嫌いにかかわらず、人の世話をしてしまうほうだ	1	2	3	4
17	自分が思ったことはストレートに言う	1	2	3	4
18	仕事の出来栄えについて人から認められたい	1	2	3	4
19	競争心が強い	1	2	3	4
20	何事も完全にしないと気がすまない	1	2	3	4

表4-4　採点方法と診断方法　　　　　　　　　　　　　　　　　　　　　　　　　　　　（文献4より）

●採点方法
表の数字は設問番号を表します。表に各設問に対するあなたの回答の数字を書き込み、その合計点を記入したのち、計算式にしたがって各タイプの点数を出してください。

コントローラーの点数＝11－下記合計点

4	7	17	19	20	合計点

　　　　　　　　　　　　　　　点

プロモーターの点数＝12－下記合計点

2	6	8	11	14	合計点

　　　　　　　　　　　　　　　点

サポーターの点数＝12－下記合計点

3	9	13	16	18	合計点

　　　　　　　　　　　　　　　点

アナライザーの点数＝13－下記合計点

1	5	10	12	15	合計点

　　　　　　　　　　　　　　　点

●診断方法
算出された各タイプの点数を下の表にマークしてみてください。いちばん数値が高いものが、あなたの傾向の強いタイプです。

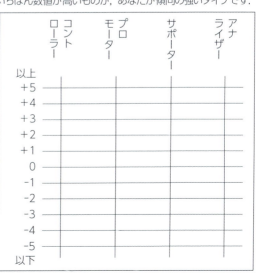

①コントローラータイプの特徴
- 行動的，エネルギッシュ，野心家，速いペース．
- 自分の思ったとおりに物事を進めることを好む．
- 過程より結果，成果を重視する．
- 他人から指示されることを嫌う．
- 正直で責任感が強い．
- 決断力に優れている．
- 自分の内面をみるのは苦手である．

②プロモータータイプの特徴
- アイディアマン，エネルギッシュ，自発的，あきっぽい．
- 好奇心が強い．
- 楽しいことが好き．
- 変化，混乱に強く順応性が高い．
- 新しい事業や仕事を始めるときに力を発揮する．
- 一つのことを達成するのは得意だが，持続が苦手．
- 未来的，将来的な話が大好き．

③サポータータイプの特徴
- あたたかく，穏やか，協調性が高い．
- 人を援助することを好む．
- 自分の感情は抑えがちだが，認められたい欲求は強い．
- 聞き上手で気配りに長けている．
- 決断に時間がかかる．
- リスクを冒すことは苦手．
- 仕事より人を優先する傾向が強い．

④アナライザータイプの特徴
- 客観的，冷静，粘り強い．
- 行動を行う前に情報を集め，分析し計画する．
- 慎重に物事を行う．
- 計画するのが好き．
- 変化や混乱は苦手．
- ミスを嫌う．
- 人との関わりは慎重．

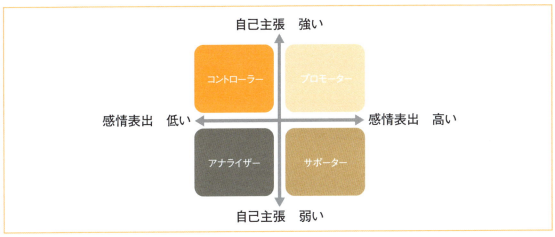

図4-3　4つのタイプ

　ーク1

自分はどのような性格の特徴があるか，エゴグラムチェックリストで分析してみよう．

　ーク2

自分はどのようなコミュニケーションタイプか，CSI簡易版で分析してみよう．

理解度チェック

☐ 自分の性格やコミュニケーションのタイプを知ることができたか？
☐ 世代におけるコミュニケーションの違いを理解できたか？
☐ 性格診断やコミュニケーションタイプを知ることでコミュニケーションをどのように取り入れていけるか考えることができたか？

参考文献
1) 山口美和：PT・OTのためのコミュニケーション実践ガイド第2版．医学書院，2016．
2) 松田美幸：介護福祉スタッフのためのケア・コミュニケーション．p65，ウィネット，2011．
3) 齋藤　孝：若者の取扱説明書．PHP新書，2013．
4) 鈴木義文：コーチングから生まれた熱いビジネスチームを作る4つのタイプ．ディスカヴァー・トゥエンティワン，2002．
5) 大森武子・他：仲間と磨く看護のコミュニケーション・センス．医歯薬出版，2013．
6) 松本　泉・他：コーチング実践編①タイプ分けを取り入れたコーチングコミュニケーション．理学療法，27(8)：1006-1009，2010．

（松本　泉）

第5章

コミュニケーションにおける解決と解消

学修のねらい

- 論理的な話し方について説明できる．
- 問題解決について説明できる．
- 心の問題解消について説明できる．
- 関係性を築きやすいあり方について説明できる．
- コミュニケーションの5W2Hの工夫を説明できる．

1 求めているのは解決？ 解消？

1 すれちがう会話

　コミュニケーション上手な人は，論理的かつ情緒的な思考でコミュニケーションをしている．しかし，一般的にはどちらかの思考に偏ることが多い．皆さんは，会話をしていて自分の意図に反して相手を不機嫌にしてしまった経験はないだろうか．たとえば，悩みを相談されたときに，状況を聞き出し，相手のためを思って「○○してみたら」，「△△すればいいんだよ」と多くの解決案を一生懸命に助言した．すると相手は嫌な顔をして不機嫌になってしまった．相談者はなぜ不機嫌になってしまったのか．この相談者の場合は解決案を聞きたかったのではなく，困ったという思いに共感してもらいたかったようだ．つまり，「問題を解決したいのか」「心のモヤモヤを解消したいのか」の目的を取り違えると会話がすれ違ってしまうことがある．

2 会話の傾向

　それでは皆さんは，どんな人に相談したいと感じているだろうか．その相談内容にとても詳しい人（解決型）か，それとも自分をわかってくれる人（解消型）か．自分の傾向をみるために，自分の納得できた，できなかった会話体験を振り返るワーク1，2を行ってみよう．

3 学ぶべきコミュニケーションの型は

　奥山[1]によれば，相手が困っていることをいろいろな方法を提案することで，解決していくコミュニケーションを解決型コミュニケーションとよぶ．一方，相手の感情を受けとめるように話を聞く方法で，不満や負担を解消していくコミュニケーションを解消型コミュニケーションとよぶ．一般的に男性は解決型，女性は解消型を求め，さらに職場では上司は解決型，部下は解消型を求める傾向があるという．筆者の解釈としては，結果を重視するときは解決型で，関係性を重視するときは解消型のコミュニケーションを取ることができれば理想的だと考える．よって臨床で多様なタイプの対象者と関わる理学療法士は解決型と解消型の両方のコミュニケーションを学ぶ必要がある．

　さらに，コミュニケーションを学ぶ際には，自分の得手不得手を踏まえて学ぶと，より自分のための個別学習になる．たとえば，「感じはよいのだけれど何が言いたいのかわからない」と言われることが多い場合は，解決型の言語中心のコミュニケーションを重視する．一方，正しいことを言っているがなぜかうまくいかない場合は，解消型の非言語中心コミュニケーションを重視し，関係性の構築を図ることが有効な可能性がある．自分の傾向をみる具体的なチェック方法としては，第4章の4つのコミュニケーションタイプを参考にしてほしい．一般的にプロモータータイプとサポータータイプは解決型の論理的なコミュニケーションが苦手

ワーク1

あなたがこれまでにミスをして注意をされたときに「スーっと納得できた」言葉と「納得できなかった」言葉を思い起こしてもらいたい．さらにそれぞれの5W2H（「誰に」，「何を」，「どのように」，「どこで」，「いつ」，「どのくらい」，「なぜ」）を思い出した範囲で具体的に下記の表に記載してみよう．

	納得できた	納得できなかった
誰に（関係性） 例）先輩Aさん 　　部活のコーチ		
何を言われた（言語中心） 例）「次は○○をやってみるか」 　　「なんでできないの」		
どのように（非言語中心） 例）イライラした様子で 　　目を見てゆっくりと		
どこで（空間） 例）個室で座って 　　皆のいる教室で		
いつ（タイミング） 例）ミスの1週間後 　　そのとき，すぐに		
どのくらい（所要時間） 例）1時間 　　いつまでも繰り返し		
なぜ（相手の思い） 例）同じミスを繰り返さないでほしい 　　成長してほしい 　　わからない		

ワーク2

周囲の人（ペアorグループ）と組みになり，納得感のある場合とない場合の違いを共有してみよう．ワーク1の5W2Hを記載した際，何を言われたかの言語の影響が強いか，それ以外の非言語や環境の影響が強かったかを話し合ってみよう．

で，コントローラータイプとアナライザータイプは解消型の情緒的なコミュニケーションが苦手な傾向がある．苦手な型をより積極的に学ぶことでさまざまな応対ができるようになってほしい．

2 解決型の論理的コミュニケーション

1 論理的な話し方

論理的な話し方とは，一般に主張やその判断過程を明確に説明することであり，「筋が通って，つじつまが合う話し方」である．特にコントローラータイプとアナライザータイプの上司や男性と話をする際に伝わりやすい話し方となる．以下に具体的に説明する．

①筋を通す

「筋を通す」には事例・結論・理由の3つの要素が必要となる．先輩への相談の具体例を下記にあげる．

要素1つ（事例のみ）：

「本日，Aさんは痰がらみが多かったのですが，私の呼吸介助では苦しそうな表情で結局排痰も少量でした．明日も私が担当するのでちょっと困りました」

要素3つ（事例・結論・理由）あり：

「本日，Aさんは痰がらみが多かったのですが，私の呼吸介助では苦しそうな表情で結局排痰も少量でした．明日も私が担当するのでちょっと困りました．だから，本日，お時間あるときに呼吸介助を教えてもらいたいです．なぜならAさんの排痰を一人でできるようになりたいからです」

解　説：

事例のみでは困っているのは伝わったが，「それでどうしたいのか」（何を相談されているのか）がわからない．しかし3つの要素を伝えると何を相談しているのか明確にわかる．「 事例 だから， 結論 である，なぜなら 理由 」を示すことで，事例のみ，結論のみよりも筋が通っているといえる（図5-1）．

さらに手短に伝える方法に，①結論（point），②理由（reason），③事例（example），④結論（point）の順で話をするPREP法（プレップ）がある．

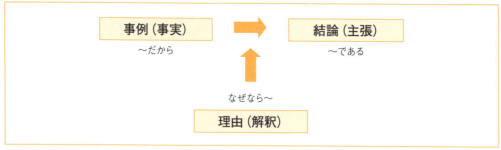

図5-1 筋が通る3つの要素

以下にPREP法を用いた話し方の具体例を示す．

- **P：結論** 「本日，お時間あるときに呼吸介助を教えてもらいたいです」
- **R：理由** 「なぜならAさんの排痰を一人でできるようになりたいからです」
- **E：事例** 「本日，Aさんは痰がらみが多かったのですが，私の呼吸介助では苦しそうな表情で排痰も少量でした．明日も私が担当するのでちょっと困りました」
- **P：結論** 「ですから本日，呼吸介助の指導をよろしくお願いします」（再確認）

解　説：

PREP法を用いない場合は，3つの要素があれば相談内容は伝わるが，状況説明などがこれより多くなると，何を頼まれたのかがわかりにくくなる．

PREP法では冒頭に話した「結論」に対して，その根拠を後から補っていくので，忙しい臨床現場で何を頼まれたかがすぐわかり，有用な方法といえる．

②つじつまが合う

「つじつまが合う」とは「 事例 だから， 結論 である，なぜなら 理由 」の会話の結論に対して，事例と理由が納得のいく内容になっていることである．逆に，結論に対して事例が共有できていなければ，信用できる根拠を示す必要がある．相手に「データを見せて」と言われた場合は，根拠の信用度を確認したいということになる．さらに事例を共有していてもその結論に至る理由が納得できないとつじつまが合わないと感じる．

つじつまが合わないと感じる場合：
- **事例** 「昨日インフルエンザになりました」
- **結論** 「だけど今日バイトに行きます」
- **理由** 「なぜなら自分は動けるので」

つじつまが合うと感じる場合：
- **事例** 「昨日インフルエンザになりました」
- **結論** 「だからバイトを休みます」
- **理由** 「なぜならお客さんにうつすと悪いので」

解　説：

同じ根拠（事例）となる情報を共有していても，相手との常識や暗黙の了解，解釈の違いで理由づけが変わり，結論や主張が対立するときがある．その際，まずは理由を確認し説明する．納得できない場合は理由を深掘りし，折り合いがつくものがみつかると歩み寄ることもできるかもしれない．

2　問題解決法

問題解決とは「客観的な状況が変化して，目標を達成すること」である．解決するためのプロセスとは，①目的を共有する，②現状を明らかにする，③目標を設定する，④目標と現状のギャップが問題であり，解決すべき課題を抽出する，⑤課題の解決案の提案をする，である（**図5-2**）．

このように目的を踏まえた現状と目標を明らかにしていないと，有効な解決案はそもそも生まれない．たとえば「ミスをした際に先輩から怒られた」と相談を受けた場合，その解決の目的が，ミスを少なくすることなのか，先輩から怒られないようにすることなのかで解決案は変わってくる（①目的）．次に，目的が怒られないようにするための場合，先輩は何に怒ったのかの把握が必要で，ミスそのものなのか，ミスの報告が遅かったことか，指導中に言い訳したことなのか，現状を明らかにする（②現状）．ミスの報告に1週間かかり遅かったということであれば，どのぐらいの期間に報告すればよかったのか，遅くても48時間以内に報告をするなどの期限を確認する（③目標）．そのうえで，どうしたら48時間以内に報告することができたかを話し合うことが解決に向けて必要となる（④問題・課題）．

現状を明らかにするためには，5W2Hを用いると把握しやすい．5W2Hとは「いつ」「どこで」「誰が」「何を」「なぜ」「どのように」「どのくらい」である．先ほどの報告が遅れた例で考えるならば，「いつ：夕方カルテを記載しているとき」，「どこで：スタッフルームで」，「誰が：私は先輩に」，「どのように：躊躇して」，「どのくらい：少しも」，「なにを：ミスの報告を言い出せなかった」，「なぜ：先輩が忙しそうに見えたので」となる．このように現状を把握したうえで，今後48時間以内に報告するためには，カルテ記載後に先輩に声をかける，そもそもミスの報告は先輩が忙しそうでも，すぐに報告してもよいというルールをつくるなどの解決案を発案する（⑤解決案）．このように手順を踏んでいくと解決案が的外れになりにくい．

ただし，臨床現場ではすべての問題が解決できるわけではない．そのときは③の目標を再設定するなど柔軟な対応をしたい．

3 まとめ

問題解決を論理的に考えるために図5-1と図5-2を見直したい．すると事例と現状，結論と解決案，理由と課題を同じように捉えることができる．ということは解決案が複数ある場合，その論理性を確認したうえで，対立したA案とB案がどちらの優先順位が高いのかメリットデメリットを考え，新たなC案につながるような建設的な解決のための論理的コミュニケーションが必要になるだろう．

ただし，あまりにも理詰めの話で「明確さ」「正しさ」ばかりを追求すると息苦しさを感じることがある．特に論理的コミュニケーションが得意な人は相手の不快感に気づきにくい．「心が動くと体が動く」という言葉のように，相手の表情が曇っているときは解消のための情緒的コミュニケーションを取りたい．

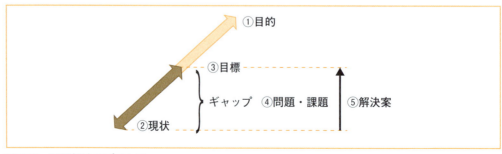

図5-2 問題解決のプロセス

3 解消型の情緒的コミュニケーション

1 情緒的コミュニケーションとその準備

　情緒的コミュニケーションとは会話の雰囲気や言葉にしていない感覚，言葉の裏にある感情を察し合うことである．これらを察し受け止める方法は，第3章を参照してもらいたい．しかし，相手を受け止める余裕も自信もないと思う方もいるかもしれない．そのような場合は自己信頼を高め，自信と余裕をもつことが必要である．その自己信頼を高める方法の一つとして，リフレーミングがある．リフレーミングとは意味づけを変えることであり，自分の短所も見方を変えると長所となりうる．自分への見方を変え，まずは自信と余裕をもてるようにしたい．注意点は，すべて長所と捉えたときにうぬぼれないようにすることである．うぬぼれは欠点や失敗を指摘されても耳を傾けられない，受け入れられない状態のことをいう．

ワーク3　自己信頼を高める

まずは自分の弱点や短所を以下の表の①欄に箇条書きで書き出そう．
　次に，例を参考にそれぞれの弱点や短所を肯定的な表現に変えて②欄に記載し，意味づけを変えてみよう．グループメンバーがお互いにリフレーミングしてもよい．

弱点・短所	リフレーミング（肯定的な表現）
例）優柔不断 →	・じっくり考えられる
例）怒りっぽい →	・ミスにすぐ気付く
例）ズレている →	・独創的な
①	②

2 心の問題解消とは

　問題への対応として，「客観的な状況が変化して目標を達成すること」を解決とすると，心の問題解消とは「客観的な状況は変わらなくても，主観的な心の問題が消えること」となる．この心の問題とは不安，不満，恐れ，怒り，焦り，混乱などの不快な感情やあきらめ，面倒くさいなどの無気力なことである．心の問題が大きくなると，理性より感情が優位になり，自分を見失い論理的コミュニケーションができる状態ではなくなってしまう．それでは解消するた

めにはどうすればよいか．心の問題の解消をするには，「本人の感情が相手に受け止められたと感じる」ことが必要である．その共感関係を構築するプロセスを以下に示す．

①相手の考えや行為など話をそのまま受け止める
②その話の背景となる想いを引き出し受け止める
③私が受け止めたということを相手に伝え，わかってもらう

その際，自分がそう思わないことは同感する必要はない．つまり自分も同じ想いになるのではなく，相手の想いに自分の判断を加えずにまずは受け止める．

しかし，プロセスに沿ってスキルを使ってもなぜか相手から嫌がられる人，つまり心の問題が解消できず，共感関係が築けない人がいる．この場合スキルの前に自分のあり方・態度を見直すことで心の問題を解消できるようになる可能性がある．

3 自分のあり方

われわれ理学療法士の対象者は，さまざまな価値観や立場，世代の人々であり，基本的に相手を選べない．よって，「共感関係を築けないのは相手との相性の問題」と切り捨てるわけにはいかないのである．スキルの前に重要な自分のあり方について説明していきたい．ここでは理学療法士として共感関係の築きにくいあり方と築きやすいあり方を表5-1に示した．どちらがよいというわけではなく，共感関係を考えたときに自分のあり方を見直す参考にしてほしい．

①われわれ理学療法士はその職業柄，対象者との関係性として，どこが悪いのか，どこが危ないのかなどリスクを回避改善することに注目し，できない面に目がいきがちである．対象者や職員との態度として，できない面のみではなく，できる面も含めありのままに受け入れる態度が必要である．

②自分が提供したい理学療法を自分の都合を優先して提供するよりも，対象者の状況やペースを考えた寄り添う態度をとりたい．たとえばリハビリテーションの時間に訪室した際に対象者の都合が悪いときは無理に実施せず，時間を変えて介入実施したほうが関係を築きやすいことを実感している．また，自分が話したいこと，聞きたいことのみを優先するのではなく，対象者が話したいこととのバランスも考えたい．

③自分を含め，人の良し悪しや結果で判断するよりも，行動や感情の一つひとつを認めていきたい．

④過去の事実としての知識や予後予測など未来を考慮することも重要だが，先入観にとらわれず目の前の対象者に集中することが大切である．また，自分の過去の後悔や未来への不安などで，自分がイライラなどの感情に支配されていると目の前の会話が上の空になりやすい．

⑤自分の常識にとらわれ，違う価値観や意見に対して攻撃するのではなく，柔軟な対応をし相手を理解しようとし続ける態度でいると関係が構築しやすい．

表5-1 共感関係のあり方

共感関係が築きにくいあり方	共感関係が築きやすいあり方
①できない面に注目	①ありのままに見る
②自分が優先	②優先順位を考える
③人や結果で判断	③行動や感情を認める
④過去や未来にとらわれる	④今ここに集中する
⑤正解はひとつ	⑤正解は無数

4 納得感を高めるための5W2Hの工夫

　コミュニケーションの納得感を高めるために考慮すべき5W2Hの順序は原則としてstep1「なぜ（目的・思い）」，step2「誰が（関係性）」，step3「いつ（タイミング）・どの程度（所要時間）」，step4「どこで（空間）」，step5「どのように（非言語）」，step6「何を（言語）」である．**表5-2**に示すようにstep1からstep4まではコミュニケーションの準備である．step5とstep6はその場のコミュニケーションであり，前述した情緒的コミュニケーションがstep5と論理的コミュニケーションがstep6にあたる．以下にコミュニケーションの準備であるstep1からstep4の工夫すべきポイントを簡単に解説していきたい．

1　step1：なぜ（目的・思い）

　目的がすれ違っていると，その努力が逆効果になることがある．解決を求めるのか解消を求めるかのすれ違いがよい例である．つまりコミュニケーションはその目的と思いが相手と一致していると建設的に進みやすいが，目的や思いがすれ違っているもしくは共有できていないと対立が起きやすい．相手と自分の考える目的や思いを擦り合わせることで初めて協力関係のもと，納得感のあるコミュニケーションにつなげることができる．

- 相手の目的を確認する（気付く）．
- 相手と自分の目的を擦り合わせる．
- 話がまとまらないときこそ，目的や思いに立ち返る．

2　step2：誰が（関係性）

　尊敬する先輩から指摘されれば素直に受け止めるが，同じ言い方でも嫌な先輩から指摘されれば反発してしまうこともある．つまり誰が発言したかで聴き手の解釈が変わるのだ．また，この人にだったら話せると，誰が聴き手かで話し手が話す内容も変化する．このように「あなたが言うのなら」「あなたになら言える」という関係を構築することが重要である．会話中の信頼関係の構築といえば，情緒的コミュニケーションで共感的理解を深めることができる．しか

表5-2　5W2Hの順序

step1	なぜ（目的・思い）
step2	誰が（関係性）
step3	いつ（タイミング） どの程度（所要時間）
step4	どこで（空間）
step5	どのように（非言語）
step6	何を（言語）

し私たちの職場において，対象者や職員との関係は直接の会話のみではない．それまでの行動や立ち居振る舞いの積み重ねが信頼関係の構築に大きく影響を及ぼす．特に第2章に記載された社会人基礎力を発揮した行動は，働きやすい人間関係を構築する行動であり，継続していくことで私たちの信頼性は高まる．また，目標達成のためにはすべて自分ひとりで対応しようとせずに，誰が話すとうまくいくかを見極めて自分以外の人に話をしてもらうことも考慮するとよい．

- 社会人基礎力を発揮した行動を継続し，信頼関係を築く．
- 会話中は相手を受け止める（共感的理解）．
- 関係構築が不十分の場合，自分以外の人に話をしてもらう．

3　step3：いつ（タイミング）・どの程度（所要時間）

コミュニケーションに適したタイミングはいつなのか．相手が聞く状態にないときに話しかけるとあまり話を聞いてもらえないことがある．相手の忙しさや機嫌などの情況と，内容の緊急性を考慮して話しかけたい．しかし遠慮しすぎると話しかけることができなくなってしまう．そこで相手に「今，話をしてもいいですか」と確認してから本題に入るとよい．一方，自分自身の感情が高ぶり冷静さに欠けるときに発言をすると，言いたいことだけに意識が向き，相手の反応がみられないことがある．そんなときは一呼吸おいて，もしくは日を改めて話すとよい．

また職場ではお互い時間も限られているので，所要時間に関してはあらかじめ確認しておくと，無駄にダラダラ話すことが少なくなる．相手が忙しい人の場合は特に配慮したい．

- 相手の情況と，話の緊急性を考慮する．
- いつがよいかを相手に確認する．
- 時間を決めておく（ダラダラ話さない）．

4　step4：どこで（空間）

臨床で一番にいわれることは対象者と目線の高さを合わせることである．対象者よりも目線が高いと位置関係で威圧感を与えてしまうことに加え，態度も上から目線で横柄な印象を与える．お互いが対面する位置関係や部屋の大きさ，温度，清潔さなどは心理的なコミュニケーションに影響する．また会話の内容を聞かれたくない場合は，プライベートな空間を確保することが望ましい．確保が難しい場合は，一部筆談やお互いが聞こえる程度の距離と声で話すことが重要だ．特に注意してほしいことは施設外での対象者の話，職員の話である．個人情報保護はもちろんのこと，組織の評判を落とすような話題は避けたい．

- 位置も態度も目線の高さを合わせる．
- プライベートゾーンの確保．
- 守秘義務を守り，陰口を言わない．

> **理解度チェック**
> - □ 論理的に筋が通りつじつまが合う話し方について理解できたか？
> - □ 問題解決のプロセスについて理解できたか？
> - □ 心の問題解消のプロセスについて理解できたか？
> - □ 関係性を築きやすいあり方について理解できたか？
> - □ コミュニケーションの5W2Hの工夫について理解できたか？

参考文献

1) 奥山美奈：先輩，上司とのコミュニケーション改善塾．smart nurse，12(12)：72-85，2010．
2) 福澤一吉：「論理的に話す」とはどういうことか．看護教育，57(7)：511-515，2016．
3) 戸田久実：信頼関係を構築するかかわり方，伝え方．企業と人材，(10)：68-69，2017．
4) 岩堀禎廣，他：医療コミュニケーション「スキル」を学ぶ前に読む本．薬事日報社，2008．

（本田知久）

第6章

養成校での
コミュニケーション

学修のねらい

- 年齢，立場，価値観の違う人と意思疎通を図ることが経験できる．
- チームで目標達成する協力体制を取ることができる．
- 日頃から良好なコミュニケーションを意識できる．

1 学生時代に身に付けたいコミュニケーションの基本

　高校時代の人間関係はさほど上下関係がなく仲間としての付き合いが中心であった皆さんが，養成校に入学してみると年齢の異なる同級生，先輩・後輩，教員，臨床実習指導者（以下，実習指導者），対象者など，これまでとは異なった人間関係を目のあたりにする．また，予想以上の学習環境の変化や求められる医学的基礎知識と人間性の広さに驚き，まるで異文化の世界に紛れ込んでしまったような感情を抱いたことはないだろうか？　特に臨床実習では専門的な知識・技術について指導を受けるが，コミュニケーション力の不足から環境に慣れるのに苦労する場合がある．この章では学内教育で求められる対人コミュニケーションについて，順を追って学習を進めてみよう．

　理学療法士になる前に，まずは社会人として成長した自分になることが求められる．

1 良好なコミュニケーションとは

　生活面で人と関わるうえでの基本的なマナーを身に付けることが必要であり，それを意識した行動を取ることが良好なコミュニケーションを形成する[1]．

　①自分から元気よくあいさつをする．
　②明るく「はい」，「ありがとうございます」，「すみません」などの返事をする．
　③学内のルール，時間や約束を守り信頼を得るように努める．
　④同級生，先輩・後輩，教員の話をよく聞き，積極的に発言をする．
　⑤学生生活に必要な報告・連絡・相談ができる．
　⑥連絡ミスを防ぐために直接話す，メールを使う，電話を使う，紙面で伝えるなど状況に合わせて意思伝達手段を選択する．
　⑦家庭，アルバイト先，友人などの人間関係を大切にする．
　⑧常に，相手に思いやり，感謝の気持ちをもつことを忘れない．

2 学内での関係性づくり

　学内では学生同士（同級生，先輩，後輩）のコミュニケーション，学生と教員のコミュニケーション，学外では学生と実習指導者とのコミュニケーション（第7章参照），学生と保護者のコミュニケーションがあり，場面に応じた対応が求められる．

ワーク1　グループワークにおけるコミュニケーション

コミュニケーション力の向上を目的に，全学年合同でグループワークをすることになった．グループ構成は学年縦割りの6人1組，テーマは「医療専門職に必要な資質について」である．各班で討議したのちに意見を報告シートに記入し発表することとし，ファシリテータ役に複数の教員が配置されている．決められた時間内で活発な意見交換をするためにはどのような手順で進めたらよいのか，以下の会話例を参考に考えてみよう．

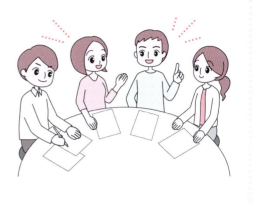

例1

①お互いの役割がわかる…？

教員A　では話し合いを始めてください．制限時間は60分です．適宜，役割が決まったら自由に意見を出し合いましょう．わからないことがあったら教員に聞いてください．

3年A　テーマは医療専門職に必要な資質についてだけど，まずは役割分担しよう．僕は一番年上だから意見を言うだけね．1年Aさん，司会進行やりなよ．──①

1年A　あ，はい．（なんかずるいな〜．勝手に決めている．でも先輩だから断れない）

2年A　じゃあ僕は記録担当ね．発表は2年B君が得意だから推薦します．2年B君いいよね？（これで決まり！　さっさと進めよう）

2年B　僕はいつも発表者を任せられるから，1年B君に任せようよ．勉強にもなるしね．──②
何事も経験でしょ．（面倒くさいから後輩にやらせよう）1年B君，いいよね．

3年B　じゃあ決まりだね．みんなでサポートするからさ〜，よろしく．

1年B　（え？　無理〜．下級生である1年生任せってこと？　僕たちの意見は聞いてくれてないじゃん）──③④

1年A　あの〜，進めるにあたって何か意見はありませんか？　何でもいいんですけど．（司会進行のやり方なんてわからないよ）

1年B　先輩たちはどんな医療専門職を目指しているのですか？　教えてください．

3年A　そりゃ〜，立派な医療専門職だよ．（適当に答えれば他のメンバーが何か意見を出すでしょう）──⑤

2年A　僕は誰からも愛される医療専門職かな？（先輩がその程度の答えなら僕もこんな感じで……）

2年B　それじゃ全然具体的じゃないよ．もっと意見を出さないと！　ほら司会者早く進めてよ．──⑥

3年B　隣のグループはあんなに意見が出ているよ．まずいな〜．

状況：開始から15分が経過したのに話が進まない．みんな下を向いて無言状態が続いている．教員も近くにいるがアドバイスはない．何だかみんな他人事(ひとごと)のようだ．

②必要な情報を工夫して集める…？

1年A　全然意見が出ないのですが，誰か教員にどうしたらいいのか聞いてくれませんか？――⑦

1年B　近くにいるあの教員，あまり喋ったことがなくて聞きにくいから私は無理です．（慣れている先輩が聞くべきでしょう）

3年AとB　僕たちはいつも教員と話しているから，2年A君か2年B君聞いてきてよ．

2年A　え？　何を聞けばいいのですか？　2年B君，わかる？
　　　（こんな押し問答が続いている．そこへ教員がやって来てひと言……）――⑧

教員C　なんだ〜，全く意見が出ていないじゃないか．3年AとBは下級生の面倒をみなければ駄目じゃないか．急がないと時間が足りないぞ！

1年AとB　ご，ごめんなさい．（なぜか，下級生が謝る）――⑨

3年A　わかった，わかった．僕たちが考えるから出た意見を記録してまとめてよ．え〜っと資質でしょう？　頭がいい人，腕がいい人，怒らない人．

3年B　よく喋る人，楽しい人，それから信頼のおける人……勝手に書いていいよ．――⑩

2年B　いま出た意見は書き留めたのでこれで発表してね．1年B君できるよね．

1年B　どうやって話せばいいんですか？――⑪

状況：時間ばかりが過ぎて，テーマに沿った意見が一向にまとまらずにみんなグループワークに嫌気がさしている．

例2

①お互いの役割がわかる！

教員B　グループワークを始めるにあたり，できれば立候補制で司会者，記録者，発表者を決めてください．テーマは2つ用意したので必ず一人ひとつ役割を担当してもらいます．わからないことがあったら教員に聞くように．制限時間は60分．では始めてください．（遅かれ早かれ全員が役割を担当することを明確に伝え，責任をもたせるよう配慮）

3年A　じゃ始めようか．僕はグループワーク経験者だから司会進行をするよ．発表者も緊張するから3年B君やってくれる？　（進行しやすいように体験者優先で後輩に提案しよう）

3年B　そうだね．次のテーマで役割が代わっても僕たちのやり方をみんながまねすればいいからね．それとも誰かやりたい人いる？　（メンバーの意思を確認して決定するように配慮しなくてはいけないな）――①

2年A　僕，バイトで接客業をしていて話すことが好きだから，発表者をしてみたいのですがいいですか？（勇気をもって自分の意見を伝えたぞ）――②

3年A　ではせっかくだから2年A君にやってもらおうよ．記録者に立候補する人はいないかな？

1年A　私はあまりしゃべるのが得意ではないので記録者やります．（実は，授業でもノート取るのは得意なのだ．上手にまとめて役に立とう！）

2年B	僕はわからないところを先生に聞く役を担当するよ．テーマは医療専門職に必要な資質についてだったね．おもしろそうだね．（なんだかみんなワクワクしているみたい．チームワークは大切だな）——③

状況：相手への気配り，思いやりを意識したコミュニケーションが展開して，活発な意見交換が進んでいる．

②必要な情報を工夫して集める！

1年B	私たち1年生は医療専門職っていうイメージが湧かないので，今回は理学療法士に的を絞ってもらえるとわかりやすいのですがどうでしょうか？——④
3年A	それはいい提案だね．どう，みんな賛成？（皆が賛成）　理想とする理学療法士像ってある？ （全員が賛成して論点を絞ったお陰で，とても話しやすいな～）——⑤
2年A	高校生のときに膝を怪我して理学療法士の先生にみてもらったのだけど，悩みもいっぱい聞いてもらえてうれしかったな～．優しさっていいね．
3年B	僕の祖母は脳卒中で倒れたけど，今ではリハビリを受けて歩けるようにまで回復したんだ．あの先生の技術はすごいよ．（いろいろな理学療法士像が出てくるな）
1年A	（体験から考えるといろいろな意見が出るな～．とりあえず記録したけどどうやってこれをまとめたらいいのだろう）——⑥
2年A	（記録を見て）わぁ，メモがいっぱい．発表用にまとめなくてはいけないけど時間が押しているね．ちょっとまとめ方について先生にアドバイスをもらう？——⑦
2年B	先生，グループで出た意見のメモは取りましたが，多すぎます．発表用にまとめるよい方法についてお聞きしたいのですがよろしいでしょうか？
教員B	そうだね．よく似た意見どうしを集めてグループ化すると整理しやすいから，テーマに合った意見をもう一度見直して，発表したい論点を絞ってみるといいよ．
3年B	2年Bさんが聞いてきてくれた同じような内容の意見をグループ化して絞り込むやり方でまとめてみようよ．——⑧
3年A	あ！　それは確かKJ法とかいったな～．この間ゼミで収集した情報整理のときにやってみたから，なんとなく僕らはわかるよ．時間は残り30分だ．みんなで協力して急ごう！（全員で協力して似た意見をまとめてタイトルをつけた）——⑨
3年B	理学療法士の資質を，①知識面，②技術面，③態度・人間性の3つの内容に整理できたね．
2年A	ではこの3点について順を追って発表したらいいですね．発表するときに何か注意する点はありますか？　笑顔と大きな声には自信がありますが……．
1年B	発表の要点に※印をつけておきますから，そこを強調してはどうでしょうか？
1年A	それから，発表の際にメンバー全員で起立して一礼すると印象がいいですよね．（全員が同意した．コミュニケーションには礼儀は重要だ）——⑩
教員D	おお！　ずいぶん，よい意見がたくさん集まったね．それにこのまとめ方は論点が絞れていてわかりやすいよ．発表が楽しみだ．——⑪

状況：論点を絞ること，まとめ方の工夫により時間内に発表にこぎつけ，グループワークで役割分担の重要性を体感できた．

解 釈

① 学生間であっても部活動のように先輩・後輩の上下関係が存在するため，先輩の意見に従ってしまう状況に配慮が必要である．
② 立候補制のメリットは個々の得意・不得意，長所・短所を活かして適材適所に役割分担できることであり，それぞれのよい点を引き出すことができる．
③ 自分の意志により役割分担ができることで責任感が生まれ，グループワークの進行によい影響を与える．
④ 年上の意見ばかり求めるのではなく，対等に礼節をもって意見交換を行う．
⑤ 和やかな雰囲気づくりで仲間意識が高まるとともに，それぞれがもつ個性について役割を通じて客観的に観察することができる．
⑥ 体験談や例をもとに議論すると具体的な情報交換が進みやすい．
⑦ お互いの役割に責任をもって作業を進めた結果，目的となった理学療法士に求められる資質について意見が集まる．
⑧ 教員を交えて情報収集することが目標達成の鍵となる．
⑨ 相手への気配りと思いやりのあるやり取りで，場を和ませる．
⑩ 目標達成のため各自が役割を果たす中で，メンバー相互の信頼関係が築ける．
⑪ チームワークの重要性を楽しみながら理解し，短い時間ではあるが上下関係のある中でのコミュニケーション力が向上する．

2 学生時代に身に付けたいコミュニケーションの応用

1 何事にも行動目標を立て，コミュニケーションを手順化する

前項のワークで体験したように，課題達成のための行動目標を立て，他者とのやり取りについて場面に応じた手順の基本を日常的にイメージできるようなトレーニングが大切である（図6-1）[2]．

臨床実習や就職先では学生時代と異なる人間関係の中で，チームで協働できる能力が求められるが，会話を中心としたコミュニケーション力をまずは鍛えるべきである．円滑なコミュニケーションのためには，①相手の立場を理解し，敬意をはらう，②最低限のマナーを守る，③相手の意見に耳を傾け，素直に教わる，④相手を決して否定せず，肯定的に受け入れる．これらを友だちレベルから始めていくと自然と行動として身に付くのである[1]．また，勉強や実習の進捗状況を保護者にも適宜報告して，困ったとき，悩んだときは社会人の先輩としてアドバイスをもらう習慣づけが功を成すことがある．実習で担当する対象者の多くは親，祖父母世代である．日頃から家族と積極的に会話することは，自分とは異なる価値観や年齢による身体，社会，経済状況など多くのことを学ぶことができる[3]．

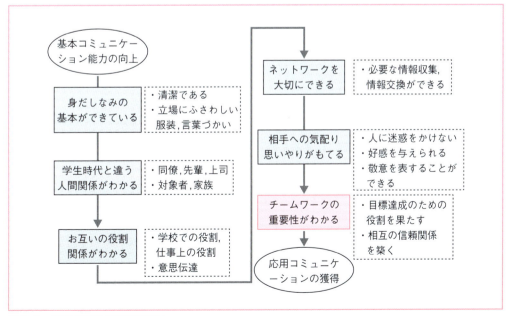

図6-1 行動目標と手順の基本

表6-1 話し方のわかりやすさ

	わかりやすい話し方	わかりにくい話し方
内容	・聞き手の求める内容になっている ・話題が豊富で具体例が入っている	・相手のことを考えない独りよがりな内容になっている ・話題に乏しく具体例が入っていない
まとめ方	・簡潔で要領を得ている ・主題がはっきりしていて理解しやすい ・話の筋が通っている	・話がくどすぎる ・余分な枝葉がついていて本筋がみえない ・話の筋がよくわからない
態度・表情	・礼儀正しい ・にこやかで明るい表情である ・聞き手の様子を見ながら話している	・態度や話し方に乱れがある ・無表情,不愛想である ・視線が合わず関係ない方向を見る
言葉	・敬語の使い方が適切である ・言葉づかいが丁寧である ・相手によくわかる言い方である	・敬語の使い方に誤りが多い ・くだけた言葉や流行語をよく使う ・必要以上に専門用語,外来語を使う
話しぶり	・明るく爽やかで温かみが感じられる ・力強く信頼感があり熱意があふれている	・陰気な感じ・冷たい感じがする ・言い方に抑揚がなく熱意が伝わらない
声の出し方	・口をしっかり開いて1音1音はっきりと聞き取れるように話す ・適度な大きさと高さで心地よく感じる	・口の中でもぐもぐと言っていてよく聞き取れない ・必要以上にキンキンと大きな声で不快感を与える
速さ	・1分300字くらいが適度である	・早口である ・非常にゆっくりである

(文献1より一部改変)

2 臨床実習に向けて対外的なコミュニケーションの準備をする

臨床実習では指導者と意思が通じなければ課題も解決せず,目標の到達も期待できない.ここでは学内と異なる言葉づかいが大切であり,年齢,立場の違う人たちと実習期間を過ごす.日常の生活では問題にならない言葉づかいも,時として違和感や嫌悪感を生んでしまうことも少なくない.学生言葉を卒業し,好印象を与える話し方をすることが重要となる.好印象とは,相手にとってわかりやすく明るく肯定的な印象を与えることである.ポイントは以下の①〜⑤,わかりやすい話し方・わかりにくい話し方は**表6-1**にまとめた.

【好印象のポイント】
①相手にとって聞きやすい声,相手に応じた態度・言葉づかいである.
②相手の反応を見ながら適切な「間」を入れ,テンポをつける.
③自分の意思を正確に伝えるため,具体的な例をあげて説明する.
④相手に敬意をはらいつつ,事実に基づいて意見・感想を述べる.
⑤相手の反応がわからない場合は謙虚な姿勢でその場で確認をする.

ワーク2　臨床実習1日目のあいさつを練習してみよう

以下の会話例を参考に臨床実習1日目のあいさつ,自己紹介,実習に臨む姿勢などについて,「指導者役」,「学生役」を決めてロールプレイ(実演)をしてみよう(教員は振り返りの中でアドバイスを具体的に提示する).

例1	場面：スタッフルームにて
学生	おはようございます．○○養成校のAです．実習よろしくお願いします．
指導者	おはようございます．指導者のBです，よろしく．まずは実習開始の前にオリエンテーションを行いますので必要であればメモを取ってくださいね．
学生	あ，はい．（メモ帳とペンを用意する）
指導者	今回の実習目標を簡単に説明してください．
学生	えーと，見学中心の実習なので対象者に協力してもらってどんな理学療法を受けているのかを見て，僕の実習後の勉強意欲を高めることです．
指導者	実習中に気を付けたいこと，努力したいことはありますか？
学生	特にありません．（急に言われてもなんて答えていいかわからないな～）

例2	
学生	（大きな声と笑顔で）おはようございます．本日から見学実習でお世話になります，○○養成校からまいりましたAと申します．ご指導よろしくお願いいたします．
指導者	おはようございます．Aさんの指導を担当します理学療法士のBです．よろしくお願いします．ではただ今から20分ほど簡単に実習についてオリエンテーションを行いたいと思います．適宜，必要であればメモを取ってもかまいませんよ．（なかなか礼儀正しい学生が来たな）
学生	はい，ありがとうございます．準備が整いました．（メモ帳とペンを用意する）
指導者	それでは実習1日目から順を追ってスケジュールを説明します． （1週間のスケジュールを説明した後）今回の実習目標を簡単に説明してください．
学生	はい，見学実習の目標は3つあります．1つめは医療人としての立ち居振る舞いをすること，2つめは対象者のさまざまな問題に気付く力をつけること，3つめは具体的な理学療法士像をもつことです．（ほっ，具体的に説明できたぞ）
指導者	しっかりと目標をもって臨んでいますね．実習中に気を付けたいこと，努力したいことはありますか？
学生	私は対象者の方とお話することが初めてなので，好印象をもっていただけるように礼儀正しさと笑顔を常に意識したいと思っています．

3　社会人，医療専門職としてのコミュニケーション力を身に付ける

　就職すると新しい仕事内容について先輩や上司より指導を受けるが，この際に重要なのは相手の話を聞くこと，効果的な質問ができることである．「聴く」という行動には相手が伝えたいことを理解する姿勢，必要に応じてメモを取る，あいづちを打つなどの態度も含まれる．また，相手の非言語的コミュニケーション（表情，動作）にも真意が隠されており，全体的な雰囲気と言葉によりコミュニケーションは成立する．話を聞いた後は，疑問に感じたこと，もっと聞き出したい情報について，Yes-Noの質問，5W2Hの質問などを用いて確認する．相手の言いたいことを正確に理解することが対人コミュニケーションの基本である（第3章参照）．また，特に就職後は目上にあたる対象者とご家族とのやり取りが仕事に直結するため，常に敬意を込めた敬語を自然に使いこなせるよう学生時代から慣れていくことが重要である．敬語には

表6-2 敬語の3つの種類

尊敬語	話す側が，会話の相手，話に出てくる第三者，その人の行動や行為を敬う言葉 例) おっしゃる，いらっしゃる，お聞きになる
謙譲語	話す側が自分自身や動作・物をへりくだって表現し，結果として相手を敬う言葉 例) 申し上げる，伺う，拝聴する
丁寧語	相手に敬意を表して使う丁寧な言葉 例) 言います，行きます，聞きます

(文献1より一部改変)

3つの種類があり（**表6-2**），マスターするためには以下の3つのポイントがある[1]．

【敬語をマスターする3つのポイント】

①敬語の種類や言葉づかいを正しく理解する．
②自分と相手の立場の違い，関係性を把握する．
③相手を敬う気持ちをもって会話する．

これらを日常的に意識することにより，時，場所，相手（TPO）などによって敬語の使い方を変えられ，好印象をもたれる言葉づかいや態度が身に付く．基本的なコミュニケーション力の要素をしっかりと押さえ，家庭，学校，仕事などさまざまな場面でトレーニングする習慣がコミュニケーション力を高めることにつながる．

養成校で学ぶのは理学療法士に必要な知識・技術だけではない．常に社会のルールを守り，礼儀礼節のある態度で他人のことを考えて行動し，綿密な自己管理のもと信頼関係を得る行動が取れ，社会に望まれる医療専門職の新人として成長することも重要な学びである．

【コミュニケーション力4つの基本と要点】

①聴く力：話の目的・理由をつかむ，メモを取る，最後まで聞く，話しやすい表情・態度．
②伝える力，説明する力：要点をまとめる，わかりやすい話し方，意思伝達方法の選択．
③質問する力：Yes-Noの質問，5W2Hの質問，キーワードを引き出す．
④チームでの協調性：TPOへの配慮，報告・連絡・相談，思いやりの心．

理解度チェック

☐ 年齢，立場，価値観の違う人と意思疎通を図ることの大切さを理解できたか？
☐ チームで目標を達成する協力態勢を取ることができたか？
☐ 日頃から良好なコミュニケーションを意識できたか？

参考文献

1) 日本能率協会マネジメントセンター：ビジネス能力検定ジョブパス3級公式テキスト．pp32-37,54-61, 2017.
2) 三宅わか子：第2回教員研修会資料　2009.11.22～23．(公社)日本理学療法士協会．
3) (公社)日本理学療法士協会：臨床実習の手引き　第5版．pp17-22,42-53, 2007.

(三宅わか子)

第7章

臨床実習で求められるコミュニケーション

- 目上の人に質問して意見を聴く力の必要性を理解する.
- 格好をつけようとせず素直に成長するために会話することができる.
- 非言語コミュニケーションを意識して常に感謝の気持ちをもって相手と接することができる.

1 目上の人に質問をして意見を聴く力
―実習前に身に付けよう―

　実習中の学生がコミュニケーションにおいて一番足りていないことは，目上の人に質問をして意見を聴くことだと筆者は感じている．そもそも親戚や学校の先生を除くと，目上の人と会話をする機会があまりない学生もいることと思われる．アルバイトをしている学生は接客時に目上の人と話をすることもあるだろうが，接客マニュアルどおり，定型の声かけになっている場合が多い．学生が目上の人との会話の経験が少ないまま実習に行くと，指導者や対象者とのコミュニケーションの入り口でつまずく可能性もおおいに考えられる．

　それでは実習前に行っておくべき対策は何だろうか．それは，初対面の目上の人と実際に会話をすることである．筆者は学生時代によくバイクで一人旅をしていた．初めての土地で道を尋ねながら，目的地を目指す旅である．結果として，初対面の目上の方々に質問して，意見や情報を聞くことを体験できたのである．学生のうちに旅をすることを勧められることもあると思われるが，できればスマートフォンなどに頼らず，対面コミュニケーションを意識した旅をすることを勧める．このような旅は主体性や発信力を高めることができる．

　また，友人の親と会話をすることもよいだろう．他にも，養成校の先生に協力してもらい，あまり話をしたことのない他学科の先生と会話をすることもよいかもしれない．事前に，実習に向けて意見を聴く力を鍛えるために会いに行くことの承諾を得たうえで，質問をしに行き，最後に質問の仕方がどうだったかをフィードバックしてもらえたらとても成長できるはずだ．また，自分の親や親戚を相手に，初めて会う他人という設定で質問することもよいだろう．親戚が入院したことのある人であれば「入院中に困ったこと」や「病気をして困ったこと」，会社勤めの人だったら「職場の仲間や取引相手と信頼関係を保つために注意していること」，「職場の新人との接し方で注意していること」などを聴けると，聴き方の練習のみならずその内容もとても実習の参考になると思われる．ぜひ多くの目上の人に質問をしてもらいたい．

　1〜5章で学んだ内容を活かしつつ，初対面の目上の人に質問をするときの主な流れを以下にあげる．

　①必要に応じて自己紹介をする．
　②質問してもよいか許可を得る．
　③目的を伝える．
　④質問事項を明確に伝える．
　⑤回答内容に興味をもって共感的態度で聴く．
　⑥不明な点や自分の理解が正しいかを確認する．
　⑦感謝を伝える．

事前課題

①p68を参考に,初対面の目上の人と実際に会話,質問をする.

②相手から会話,質問の仕方のよかった点,悪かった点などフィードバックをもらう.

<質問シート>

質問内容	回答
例) 職場の仲間や取引相手と信頼関係を保つために注意していることを教えてください	

相手からのフィードバック：

うまくいった点：

うまくいかなかった点：

グループワーク

①初対面の目上の人と会話をして,うまくいった点・うまくいかなかった点を共有しよう.

②初対面の目上の人と会話に関して,自分が悩んだ点などをグループメンバーに質問しよう.

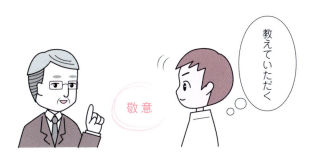

2 学生と指導者

状況：総合臨床実習が始まって1週間が経過し，実習先にも慣れてきた時期．

例1

指導者　昨日も見てもらったAさんの歩行練習をするから，しっかり見学しておいてね．
学生　　はい．──①
　　　　（指導者の説明を聴きながら歩行練習を見学した）
指導者　ポイントは，非麻痺側立脚期の重心移動と麻痺側の立脚期に股関節の屈曲が出ないようにすることかな．重心移動の介助をしないで支えるだけじゃ麻痺側の振り出しが引きずることになるからね．他には……．
指導者　（歩行練習終了後）何か質問ある？
学生　　大丈夫です．──②
指導者　歩行，どうだった？
学生　　すごいなと思いました．
指導者　すごいって，何が？
学生　　動けなそうな患者さんだったのに，歩けるんだなと思いまして．
指導者　じゃあ，自分で介助するとしたらできそう？
学生　　え，ちょっとまだ……．──③
指導者　じゃあ，もう一度，説明しながら歩行練習するから，自分でも介助するつもりで見学しててね．
学生　　はい．わかりました．
指導者　わかりにくかったらメモとってもいいからね．
学生　　はい．わかりました．

例2

指導者　昨日も見てもらったAさんの歩行練習をするから，しっかり見学しておいてね．
学生　　はい．メモを取ってもいいですか．──①
指導者　いいですよ．
　　　　（指導者の説明を聴きながら歩行練習を見学した）
指導者　ポイントは，非麻痺側立脚期の重心移動と麻痺側の立脚期に股関節の屈曲が出ないようにすることかな．重心移動の介助をしないで支えるだけじゃ麻痺側の振り出しが引きずることになるからね．他には……．

指導者	（歩行練習終了後）何か質問ある？
学生	重心移動の介助はどれくらい行っているのですか．——②
指導者	重心移動しないと非麻痺側の足底位置まで重心移動できていないから，正常歩行の重心位置の軌跡をイメージしながら，踵・外側・母指球の順に移動させるんだ．次一緒にやりながらまた説明するよ．一緒にできる？
学生	はい，よろしくお願いします．——③
指導者	ちなみに，もうひとつのポイントを言ってみて？
学生	（メモを見ながら）麻痺側股関節の屈曲が出ないようにすることです．
指導者	そうそう．じゃあ，一緒にやるよ．
学生	はい，お願いします．

> **解 釈**
>
> ① 見学時は指導者に確認して，メモをとることが基本である．
> ② 疑問点は対象者に聞かれてはいけない内容でなければすぐに聞く．むしろ質問できるように「なぜ○○しているのかな」と考えながら見学する．
> ③ 総合臨床実習の場合，自分が関わるつもりでイメージしながら見学する．

状況：これまで指導者に一部補助してもらっていた移乗動作練習を，今日からは学生一人でやることになっている．

例 1

指導者	朝一番でBさんね．
学生	はい．——①
指導者	そういえば，リスクとか注意点は大丈夫？
学生	はい．——②
指導者	動作指導のポイントも昨日言ったから覚えているよね？
学生	（何個かあったな．まあ覚えているな）あっ．はい．——③
指導者	あと何か確認したいことある？
学生	（特に考えてなかったし）いや，特には……．——④
指導者	まあ，ひとりでできるね．
学生	（多分）はい．
指導者	ちなみに立ち上がる前に準備することは何だっけ？
学生	……．
指導者	（あら？　いい返事をするからわかっていると思ってたんだけどな）

例 2

指導者 朝一番でBさんね．
学生 603号の脳梗塞のB井太郎さんですね．——①
指導者 そうそう．そういえば，リスクとか注意点は大丈夫？
学生 はい．移乗時の膝折れと点滴ラインを抜去しないようにすることです．——②
指導者 大丈夫だね．動作指導のポイントも昨日言ったから覚えているよね？
学生 左側に崩れやすいので，膝折れしないように介助することと，もうひとつは……思い出せないです．すみません．——③
指導者 端座位のときに，足を……．
学生 あ，しっかり足底接地するように促すことです．
指導者 そうね．あと何か確認したいことある？
学生 今日も初めに一回だけ見せていただきたいです．——④
指導者 そう．膝の押さえ方がポイントだからしっかり見ていてね．
学生 よろしくお願いします．
指導者 ちなみに立ち上がる前に準備することは何だっけ？
学生 点滴が抜けないように点滴台の位置を車椅子側に移動します．
指導者 そうだね．点滴台の移動はやってね．
学生 はい．

解釈

① 別のBさんではないことを明確にする意味でも，病室やフルネーム等を言って確認するほうがよい．
② 「大丈夫？」と問われた際は，はい/いいえのみで返事するのではなく，リスクの具体的な内容で答えるとわかっていることが伝わる．
③ 忘れていることがあれば素直にもう一度聞こう．
④ 無理してよい格好をしようとせずに教えてもらったほうが成長できる．

3 学生と対象者

(対象者への介入中のコミュニケーションは第11章参照)

状況：初めて関わる対象者で，リハビリテーション介入時に自己紹介済み．リハビリテーション介入の休憩中に指導者から，「対象者と少し雑談してみて」と言われた．

例1

学生	（外を見ながら）今日は風が強すぎだね．──①②
対象者	（無言でうなずく）
学生	（無表情）えっと，入院前，家では何か体を動かしていたことは？──③④
対象者	畑を少しだけな．
学生	（メモしながら，目線を合わせず）退院後の目標はあります？
対象者	目標……．目標ねえ．
学生	リハビリ前にいたお見舞いの方は，同居の家族ですか？
対象者	あれはバッチだ．
学生	（えっ……バッチってどういう意味だろう？）（曇った表情で無言）──⑨
対象者	……．

例2

学生	（明るめの表情）先ほど挨拶させていただきました，学生の○○△△です．先週から実習させてもらっています．まだちょっと緊張しています．よろしくお願いします．──①
対象者	（無言でうなずく）
学生	私は神奈川から来たので，福島は少し涼しいような感じがします．──②
対象者	そうか．
学生	Cさんは，入院前はどちらにお住まいだったのですか？
対象者	オレは三春だ．
学生	ああ，三春といえば滝桜が有名だった気がします．──③
対象者	そうだな．（少し盛り上がる）
学生	（興味をもって）三春のお家で，何か体を動かしていたことはありますか？──④
対象者	畑を少しだけな．
学生	畑をされていたのですね．畑では今は何が採れるのですか？──⑤
対象者	今はトマトだな．
学生	（顔を覗き込み）採れたてはやっぱりいいですか．──⑥
対象者	そうだな．自分で育てたトマトはうめ～ぞ．

学生	へー．おいしそうですね（笑顔）．お家に戻ったら何かやりたいことはありますか？——⑦
対象者	やっぱり畑はやりたいけどね．
学生	畑ですね．——⑧
学生	そういえば，リハビリ前にお見舞いの方が来られていましたね．
対象者	あれはバッチだ．
学生	（疑問の表情）……すみません．バッチってどういう意味ですか．——⑨
対象者	ん？　バッチ？　バッチは，あれだ，うちの末っ子だ．
学生	（笑顔）あー，末っ子さんがお見舞いに来られていたのですね．あ，時間のようです．お話を聞かせていただきありがとうございました．——⑩

解釈

① まずはじめは自分の話（自己開示）をしたほうが，対象者の話も聞きやすくなる．

② やさしい言葉づかいも親しみと馴れ合いを履き違えて接してしまうと相手が不快に思うことがある．天気の話をするときに自分の地元と比較して話をすると，自分の地元の話や実習先の地域の話など展開しやすくなる．

③ 地域ゆかりの話題をすると話が盛り上がりやすい．実習先の地域ゆかりの話題は調べておいてもよいかもしれない．

④ 無表情で聴くと尋問しているようになってしまう．相手への興味が会話には大切である．

⑤ 対象者が答えた「畑」というキーワードを用いて具体的な話をしてもらう．

⑥ よい感情を引き出すと，話が盛り上がり，みずから話をしてくれることも多くなる．

⑦ 「目標」と言われると身構えてしまう方もいるかもしれない．「やりたいこと」など答えやすい言葉で聴くとよい．

⑧ さらにここからどんな動作が必要か聴いていくと，目標設定や個別の動作練習の方法に役立つ情報が得られる．

⑨ 方言で話されてわからないときは，素直に本人に尋ねるか，指導者に確認する．対象者がこちらに答えを求めているときにあいまいな対応をすると信頼を失いかねない．

⑩ 最後は，学生の立場で実習させてもらっていることを踏まえ，感謝を示すと感じがよい．

まとめ

よく「自分の親だと思って対象者と接しましょう」と言われているが，コミュニケーションに関しては，親しみを込めたつもりでなれなれしい言葉づかいをすると，不快感を与える可能性がある．親しみを込めるためにはやさしい笑顔などの非言語的手段を用い，丁寧な言葉づかいを心がけたい．また，こちらの聴きたいことを自分のペースで質問していると，尋問のように感じられることもあり注意が必要である．対象者が発した言葉をうまく拾い上げながら会話をつなげていくと，言葉のキャッチボールができて盛り上がりやすい．

4 学生と他職種職員

状況：指導者が担当看護師に学生が質問する内諾をすでにもらっている．

例1

学生　　（緊張して小声で）602号のDさんの病棟生活について教えてください．——①②

看護師　ん，朝から全部？

学生　　あ，すみません．Dさんの病棟トイレの対応はどのようにされていますか？

看護師　Dさんは，ナースコール対応かな．昼間は病棟トイレに車椅子で一緒に行っているけど，夜はベッド脇のポータブルトイレを使っているよ．

学生　　（メモしながらノートを見たまま）病棟ではトイレ動作で何か気になっていることはありますか？——③

看護師　そういえば，リハパン※を脱がすまでの間，手すりにつかまってもらっているけど，立っていられないときもあるみたい．　※通称リハビリパンツ（履くタイプの紙おむつ）

学生　　病棟だと立っていられないときもあるのですね．次に食事動作ですが……．——⑥
　　　　（中略）

看護師　他に聴きたい質問ある？

学生　　後はないです．

学生　　（聴きたい質問が終わった後，指導者の顔を見て）終わりました．——⑦

例2

学生　　（聴き取りやすい声で）理学療法士の学生の○○です．602号のD井次郎さんについて5分程度，質問させてもらってもよろしいでしょうか．——①

看護師　はい．いいですよ．

学生　　まずDさんの病棟トイレの対応はどのようにされていますか？——②

看護師　Dさんは，ナースコール対応かな．昼間は病棟トイレに車椅子で一緒に行っているけど，夜はベッド脇のポータブルトイレを使っているよ．

学生　　（メモは単語レベルで手短に，看護師の目を見て）ズボンやリハパンの着脱はどうしていますか？——③

看護師　手すりにつかまってもらって脱がせているね．リハビリでは練習していますか？

学生　　今，リハビリでもズボンの着脱練習をしています．なんとか見守りでできるようになっていますが，リハパンまで脱ぐのに2分程度かかる状態です．——④

看護師　まだちょっと時間がかかるね．

75

学生	はい．リハビリでもしっかり安定して脱げるように，時間短縮も含めて練習を進めていきます．病棟ではトイレ動作で困っていることはありますか？——⑤
看護師	そういえば，リハパンを脱がすまでの間に立っていられないときもあるみたい．
学生	Dさんの場合，リハビリでも姿勢が悪いと崩れやすいです．立位時に十分に体を起こして壁に寄りかかってもらったほうが立位を保ちやすいです．——⑥
看護師	壁に寄りかかるといいんだね．皆に言っておくわ．
学生	はい，ありがとうございます．次に食事動作ですが……．
	（中略）
学生	他に何かDさんのことで，病棟で困っていることはありますか？
看護師	ん〜．特にないかな．
学生	今日はお忙しいところ，お時間を取っていただきありがとうございました．——⑦

解釈

①緊張はすると思うが，ナースステーションなどでは他の音も鳴っているので，聴き取りやすい声で話す．自己紹介を手短に行い，質問に要する時間を確認する．

②何について聞きたいのか明確にしておく．

③質問するときは相手を見て行う．いきなり，大雑把に聴くのではなく，具体的に聴けるように準備が必要．

④リハビリテーションの状況を聴かれた場合は答えられるようにしておく．どのような条件ならば見守りがいらないか，何分くらいでできるかなどは，相手にとって有益な情報である．

⑤最後は，病棟での対応で困っていることを聴くことで一方的に教えてもらうだけでなく，双方向に情報交換できる．

⑥聴いて終わりではなく，特に動作に関しては介助のコツなどもわかりやすく伝えられるようにしておく．

⑦コミュニケーションを取っている相手に感謝を述べる．指導者への報告はその後にする．

まとめ

　特に指導者とのコミュニケーションでは，第4章のタイプ別対応が参考になると思われる．指導者のタイプを実習早期に察することがすれ違いを防ぐことにつながる．さらに，スキルの前に実習生自身のあり方が重要である．筆者が大切だと感じている実習生のあり方が3つある．本書で学習することで，よりよい実習になるよう心から願っている（表7-1）．

　①実習において優の判定やAの判定を得るには，多くの助言を必要としないで基本的理学療法ができることが必要であるが，これが指導者とのコミュニケーションを妨げる原因になりうる．つまり，よい成績のために，理解が不十分でもわかったふりをしてしまうことがある．成績よりも自分が成長できるように素直にわからないことはわからないと表現することを心がけたい．

　②養成校内では学生が成長しやすいように周囲が環境を整えてくれていることが当たり前になっていると思われるが，臨床現場では学生のためだけに周囲が動いているわけではない．環境や相手との関わりに常に感謝していくことで実習しやすい環境を自分でつくっていく意識があるとよい．

　③学生本人の努力が重要ではあるが，指導者との関係性も含め一人だけで解決するには限界がある．養成校の仲間や教員，担当指導者以外の職員も含め周りに助けてもらいながら実習を進める気持ちをもっていると，心に余裕がでて，よりよい実習ができるだろう．

表7-1　実習中の学生のあり方

実習がうまくいきにくい学生のあり方	実習がうまくいきやすい学生のあり方
①実習でよい成績がとりたい	①実習中に成長したい
②「相手がしてくれる」のが当たり前	②相手への感謝が常にある
③すべて一人で乗り切ろうとする	③サポートしてくれる人がいる

ワーク

・実習中に自分が注意したいと思う点はどのようなことだろうか．
　どうすれば実習中のコミュニケーションがうまくいくか考えてみよう．
・自分が考えたことをグループで共有してみよう．

> **コラム　成長を促す7つの質問**
>
> 以下の7つの質問に答えてみてください．
>
> ① 今，（学校・勉強・仕事・人間関係…で）一番気になっていることは何ですか？
> ② それは理想の状態が10点だとすると，今何点ですか？
> ③ その点数の理由は何ですか？（減点の理由ではなく加点の理由）
> 　（0点ではなく△点が取れたってことは，△点分のできているところは？　これまでうまくいったときは，自分がどうしたときですか？　今，学べていることは何ですか？）
> ④ その理想の状態とは，どんな状態ですか？
> 　（仮に理想の状態になれたらどんな気持ちになりますか？）
> ⑤ 今の△点からプラス1点するために，自分ができることは何ですか？
> 　（プラス1点が難しいならば，0.1点上げるために，自分ができることは何ですか？）
> ⑥ もっと具体的に言うと？
> 　（それは，いつできますか？　どこでできますか？　どんな工夫がありますか？　誰と一緒にやりたいですか？　何をやめますか？　誰・どんなことが参考になりますか？）
> ⑦ すぐにできることは何ですか？
>
> 　この「成長を促す7つの質問」に，毎朝10分程度早く起きて回答してもよいですし，月に1回30分かけてじっくりと回答してもよいでしょう．折に触れて行動を振り返り，自分なりの教訓に気付くことができます．
> 　成長を促す質問にはさまざまなものがありますが，以上の7つの質問をまずは自問自答し，⑦で得られた行動を実行してみましょう．その後，再度②から質問に答えていくことで自己成長が促されます．
> 　また，指導者が面談でこれらの質問を用いることで学習者を成長へ導くことも可能です．指導者が助言する場合は⑤の質問で何も回答できない場合に限り，3つ以上の難易度を変えた選択肢を助言し，学習者に選んでもらいます．なぜなら，2つ以下の選択肢では指導者への依存が強くなりやすいからです．

理解度チェック

- ☐ 目上の人に質問して意見を聴く力の必要性を理解できたか？
- ☐ 臨床実習中のコミュニケーションで注意すべき点が理解できたか？
- ☐ 臨床実習で求められるコミュニケーションが理解できたか？
- ☐ 実習生に求められる「あり方」が理解できたか？

参考文献

1) 小枝英輝・他：臨床実習における理学療法学生のコミュニケーション技術の特徴．理学療法科学，28(1)：7-14，2013．
2) 甘日出庸治：患者に寄り添う医療コミュニケーション．サンクチュアリ出版，2017．

（本田知久）

第8章

就職活動から入職までに身に付けたいコミュニケーション

学修のねらい

- 一緒に働きたいまたはこの施設で働こうとイメージできる．
- 面接技術のみにとらわれることなく，自分の思いを伝えることができる．
- 入職までに必要な就職基礎能力を理解する．

1 就職活動で求められる人材像

　就職活動で大切なことを一言で述べると，学生側も施設側もお互いに「一緒に働きたいと思えるかどうか」につきると思われる．そのためにはまず，第一印象が大切である．

　学生の立場では，面接でどのようなことを聞かれ，どのように答えなければならないかという点を気にするかもしれないが，実際には細かな内容よりも，あなた自身の印象や振る舞い全体が重要であることが多い．

　現在求められる人材には一つの理想的なパターンがあるわけでなく，また正解もない．強い組織とは人材の多様性を有する組織である．組織に同じような人材が多ければ，物事が一度決まれば効率的に進むであろうが，多くの問題点や視点をもちながら目標に進むためには，同じような人材ばかりでは脆弱になりやすい．多くの問題に対応するためには，人材の多様性が必要になる．

　そのため，正解の自分をつくる必要はなく，自分自身を100％しっかりみてもらえることが大切となる．一般的な組織で求められる人材は大きく分けると堅実型人材と改革型人材に分けられる．堅実型人材とは自らの想いをもって高い目標を掲げ，その目標に向けて努力し続ける人材である．ルールや約束を必ず守り，相手の期待や要望に誠実に応えようとする．常に現状からの改善を志向し続け，実際に提言・実行することが得意である．一方，改革型人材は周りの人に積極的に働きかけ，巻き込むことができる．新しいモノを創りだすことに喜びや楽しみを感じる．自らの意思・考えを明確にもち，障害や失敗をおそれずに，前に進もうとする人材である．

　人材を判断するときに，行動や知識・スキルは面接やテストですぐに確認することができるが，その元になっている価値観・動機・性格は見えにくく，開発しにくいものである（スペンサー，図8-1）[1]．そのため，採用の際にいかにこの部分を見極めるかがポイントになる．施設側としては，AさんとBさん，どちらの人材がよいかという選択ではなく，そのときの施設の状況や施設の将来を見据えたときに，どのような人材を採用すべきかという判断になる．

　開発可能なものと開発困難なカテゴリーの中間に価値観がある．面接時にすぐに自分の価値観を述べることは困難である．自分の価値観は何かを常に考えることはとても重要な作業である．次頁のグループワークで練習してみよう．

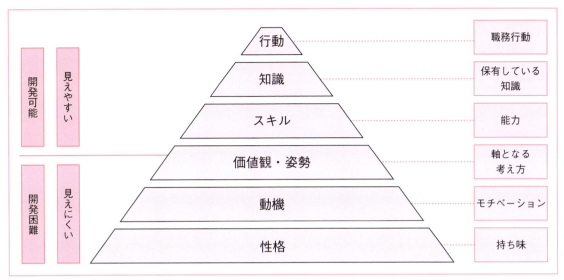

図 8-1 求める人物像の人材要件フレーム（文献1より改変）

グループワーク1

自分が大切だと思ったもの3個に〇をしてみよう．自分が何に価値基準を置いているかがわかってくる．2人1組での練習：最も重要だと思う価値観についてお互いに話をしてみよう．

私が大切にする価値観
発展・チャレンジ・愛・自由・情熱・成功・仲間・家族・自立・安定・余暇・正義・賞賛・信頼・楽しみ・仕事・人間関係・責任・冒険・美・自分・誠実・健康・伝統・個性・堅実・地位・承認・変化・影響力・成長・富・名誉・夢・勇気・努力・優雅・偉業・前進・影響・奉仕・改良・増加・強化・促進・育成・世話・創造・発明・構築・融合・計画・観察・探求・識別・実現・実験・体験・成長・理解・支配・説得・見本・卓越・基準・繊細・共感・教育・指示・補助・革命・誠意

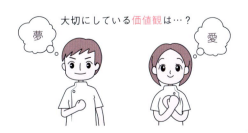

第8章　就職活動から入職までに身に付けたいコミュニケーション

施設見学時のコミュニケーション

状況：学生が回復期リハビリテーション病院に施設見学をする．
課題：一緒に働きたいと思えるか，ここで働こうと思えるか．

例 1

学生　　見学の集合場所ですが，どこでしょうか？（受付の方に目も合わせず，いきなり聞く）——①
受付　　見学に来た方ですね．この先の奥です．
————集合場所に到着————
学生　　本日貴院の見学に来ました○○と申します．よろしくお願いします．
案内者　よろしくお願いします．（施設をめぐり説明）
学生　　（案内者の説明に集中．他の職員に配慮をしていない）——②
案内者　質問はありませんか．
学生　　ありません．大丈夫です．——③

例 2

学生　　○○養成校から本日貴院の見学に来ました○○と申します．会議室が集合場所なのですが，どちらでしょうか？（相手の目を見ながらゆっくり，ていねいに話す）——①
受付　　見学に来た方ですね．この先の奥です．
————集合場所に到着————
学生　　本日貴院の見学に来ました○○と申します．よろしくお願いします．
案内者　よろしくお願いします．（施設をめぐり説明）
学生　　（施設の職員に対して会釈）——②
案内者　質問はありませんか．
学生　　この理学療法室には，応用動作練習をしている患者さんが多いように感じますが？——③
案内者　いいところに気づきましたね．この病棟は退院前の患者さんが多くて，家での具体的な動作を練習しているのです．

解釈

①受付では所属と名前を伝え，相手の目を見てゆっくりていねいに話す．
②周りをしっかり観察し，診療中のセラピストと目が合った場合は軽い会釈をするだけでも十分なコミュニケーションを取ることができ，自分の気持ちなどが伝わる．
③常に質問ができるように，注意深く観察をすることが大切である．

3 就職試験・面接時のコミュニケーション

状況：個別面接を受けている．
課題：面接技術のみにとらわれることなく，自分の気持ちや考えを表現する．

例1

面接員 あなたの志望動機をお話しください．
学生 貴院への志望動機は……，病院の理念に感銘を受けて，志望しました．——①
面接員 あなたの趣味は何ですか？
学生 マラソンです．
面接員 マラソンのどういうところが好きですか？
学生 ゴールの達成感です．——②
面接員 卒業論文は終わりましたか？
学生 まだです．
面接員 まだなのですね．どのような論文か，話ができる範囲で説明してもらえませんか？
学生 歩行と筋活動というテーマで，はじめに……方法は……結果は……まとめは……．——③
面接員 要するに何が言いたいのですか？
学生 ……．

例2

面接員 あなたの志望動機をお話しください．
学生 私のモットーが〇〇で，貴院で勉強と臨床を重ねて〇〇ができると思い，貴院を志望しました．——①
面接員 あなたの趣味は何ですか？
学生 マラソンです．
面接員 マラソンのどういうところが好きですか？
学生 ゴールをしたときの達成感です．理由は，準備をていねいにすればするほど結果が出るからです．食事，筋力トレーニングなども取り入れるとさらに効果が上がります．だから計画通りに走れたときの達成感はなんともいえません．——②
面接員 卒業論文は終わりましたか？
学生 まだです．
面接員 まだなのですね．どのような論文か，話ができる範囲で結構なので説明してもらえませんか？

学生	歩行と筋活動というテーマで，結論は歩行時には〇〇の影響があると示唆された内容です．方法は〇〇で，〇〇の結果が出て，〇〇のように考察をしました．——③	
面接員	なるほど，興味深いですね．ありがとうございます．	

解釈

丸暗記で志望動機を答えると，教科書的な返答になり，人柄がみえてこない．つまり記憶に残らない．面接で大切なことは，個性を出すことである．面接時の対応は，形式的なものはすぐに習得できるが，人間的なものは普段からの意識付けが必要である．

① 面接員には，丸暗記をしたことがすぐわかる．短くてもよいので，自分の言葉で自分の気持ちをのせて話をしてほしいものである．思いが伝わり一緒に働きたいと思うきっかけになる．

② 答えは結論のみではなく，第5章で述べられたPREP法（プレップ）で答えると効果的である．

③ 起承転結がなくだらだらと話をしてしまわないよう，普段からコミュニケーションを意識して会話をしてみよう．

ポイント

面接には，個人面接と，2〜3名で同時に行う集団面接がある．個別面接と集団面接のコミュニケーションの違いは**表8-1**のとおりである．

表8-1 個人面接と集団面接の違い

	個人面接	集団面接
内容のポイント	PREP法で，伝えたいポイントとその理由をしっかり伝えることができる	少ない質問になるので短くポイントで答える
対話の状況	キャッチボールをしながらの会話が可能	質問者の意図に合わせながら，端的に答える
他者との調整	調整の必要なし	他者と同じ答えにならないように他の答えも必要

入職までに必要な就職基礎能力

1 内定後から入職までに何をするべきか

　入職したその日から，理学療法士であることはもちろん，社会人・医療人としての自覚をもたなければならない．専門的なことだけでなく広い視点をもつことが新入職者としては重要な課題であり，内定した直後から就職まで，さまざまな準備をしていくことが望ましい．理学療法以外のことも学ぶことが大切である．特に就職基礎能力を身に付ける重要な時期でもある．

2 入職までに必要な就職基礎能力とは

　第2章で，就職基礎能力を高めることが必要と述べた．就職基礎能力の5つの能力としてコミュニケーション力，職業人意識，ビジネスマナー，基礎学力，資格取得がある．ごく一部ではあるが，入職時に必要なポイントを以下に述べる．

①コミュニケーション力

　コミュニケーション力の中でも，あいさつと報告・連絡・相談をまずおさえておく．

・**あいさつ**：あいさつはコミュニケーションのきっかけになり，きっかけから相手の反応がわかる．相手の表情やあいさつの返答から状況を推しはかり，どのような対応をすべきか想定することも可能となる．

・**報告・連絡・相談**：新人の場合，どんな小さなことでも，まずはていねいに報告・連絡・相談をすることが重要である．まだ経験が少ない分，先輩や上司にフィードバックすることにより，適切な助言やサポートを得ることができる．また，先輩や上司とのコミュニケーションが良好にもなる．

②職業人意識

　職業人意識として，倫理，病院の理念などの考え方，ストレスとの付き合い方など，広い視点での体験や学習が求められる．

・**倫理・病院の理念**：倫理は，どのように振る舞い，行動するのかなどの基盤となるものである．何のために働くのか，何を大事にするべきか，理学療法士としての土台にもなる．病院の理念はしっかり理解する必要がある．何かを判断するときの判断基準にもなる．

・**5S（整理・整頓・清掃・清潔・習慣化）**：5Sはどの職種でも大切であり，職場環境の改善を向上するために用いられており，業務効率の向上，ミスの防止につながり，医療安全・感染対策の基礎にもなる．先輩などがルールとして押し付けるものではなく，全員が当事者意識をもって徹底することが大切である．職場のコミュケーションが円滑であると達成しやすい．

・**ストレスへの対応**：第15章を参照．

③ビジネスマナー

ビジネスマナーとして，基本的な接遇をもって患者，上司，先輩，他職種などさまざまな人に接することが求められる．そのためにはTPOに合わせた対応が必要である（第3章を参照）．

④基礎学力

就職基礎能力での基礎学力とは，読み書き，計算・数学的思考力，社会人常識である．卒業までに学んだことを見直し，復習しておくことも大事である．社会人常識は，卒業までにいろいろな人と接しながら学ぶことも必要だと思われる．基礎学力ではないが，個人情報，医療安全，感染対策，防災などは入職直後から必要となる基本的知識である．

医療は個人情報そのものを扱っているので，コミュニケーションを取る場合に細心の注意をはらう必要がある．また，医療安全，感染管理，防災は良好なコミュニケーションが基本となる．

⑤資格取得

理学療法士の国家試験取得を目指すのはもちろんのこと，自分の強みや特性を活かした短期間で取得できる資格なども検討してみるとよい．

 ループワーク2

1人で：
・就職希望の動機のキーワードを書き出してみよう．
・次にそのキーワードに対して事実・自分の気持ちを書き出してみよう．

2人1組で：
・質問者と回答者を交互に体験してみよう．
・回答者はPREP法（第5章参照）を用いて答えてみよう．
　文章を丸暗記せず，キーワードを自分の中でしっかり理解し，自分の言葉で話してみよう．就職希望の動機を短く話したり，長く話したり，状況に合わせて話してみよう．

理解度チェック

☐ 就職先の理念を理解できたか？　心からその施設で働きたいと思ったか？
☐ 面接時の質問には，自分の言葉で状況に合わせて答えることを理解できたか？
☐ 入職までに必要な就職基礎能力を理解できたか？

参考文献

1) ライルM.スペンサー，シグネM.スペンサー（梅津祐良・他訳）：コンピテンシー/マネジメントの展開．pp3-10，生産性出版，2001．

（新井和博）

第9章

人を育てる
コミュニケーション

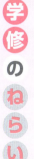

- 対人コミュニケーションの構図を理解する．
- コミュニケーションにおけるコンテキストとノイズについて理解する．
- 指導者的立場と学ぶ立場における良好な関係を理解する．
- 指導者的立場では，気づきのサイクル・PDCAサイクル(ピーディーシーエー)を念頭に置きながらコミュニケーションを図る．

1 教員と学生

　養成校の教員は，学生の指導者として理学療法の知識，評価技術および医療専門職としてのありようを教育する役割をもち，国家資格取得に向けて教え導くために，学生の心身両面にわたって意図的，計画的に働きかけることが求められる．

1 対人コミュニケーションの構図を熟知する

　学生対教員のやり取りには，対人コミュニケーションの構図を常に念頭に置くことがポイントである．やり取りはメッセージの送り手と受け手が役割を交替しながら情報を交換する．送り手は考えや感情を言語・非言語メッセージに変え，チャネルとよばれる伝達経路である人間の五感（視覚，聴覚，触覚，嗅覚，味覚）に働きかけ，メッセージを受け手に送る．受け手は情報を収集，解読して意味を読み取る．続いて受け手は，メッセージに対して抱いた自分の考えや感情を送り手に返信する．やり取りには阻害因子（ノイズ）が発生し影響を受けるため，メッセージが正しく伝達するとは限らない．また，メッセージが生じるコンテキスト（状況・背景）は意味を理解するうえで重要である（図9-1）．教員はコミュニケーションを媒介に，学生に対して心身の両面にわたり意図的，計画的に働きかけ，専門的知識・技術の教授，人間性の涵養を図り，理学療法士になるための能力を伸ばす．

2 コンテキスト（状況・背景）とメッセージ

　コミュニケーション場面を取りまく状況・背景，その言葉がどのような場面で発せられたのかをコンテキスト（あるいはコンテクスト）といい，同じ言葉の発信でもコンテキストが異なればその意味は違ってくる．誤ったメッセージの解釈は良好なコミュニケーションの成立を妨げ，関係性を歪めてしまう危険性がある．教員が学生に「勉強，頑張っているな」と声をかけ

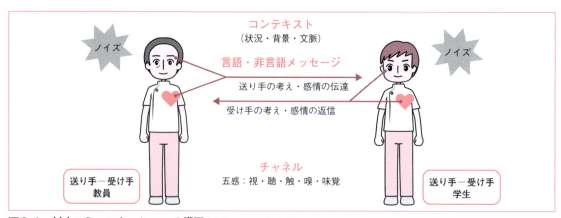

図9-1　対人コミュニケーションの構図 （文献1より一部改変）

たとする．応援してくれてうれしいと感じる者もいれば，勉強しろと嫌みを言われたと思い腹が立ったと答える者もいる．このようにコミュニケーションのメッセージは，五感を通じてコンテキストを読み取ることが必要である[1]．

> **ワーク**
>
> 耳や目に入ってくる情報から状況を察知し，何を返したらよいのか瞬時に判断して，適切であると思う言葉や適切な態度を考えてみよう．教員・学生それぞれの立場に立って「　　」内に当てはまる会話を入れてみよう．
>
> **例1**
> （朝，A君より欠席の電話が入った）
> 学生　　1年生のAですが，体調が悪いので今日は休みます．
>
> 　状況：声はいつもどおり元気そう．電話の向こうでは道路を走る車の音がする（室外にいる？）．
> 　　　　体調不良…？　と，やや半信半疑に感じたので少し具体的に質問をしてみた．
>
> 教員　　「　　　　　　　　　　　　　　　　　　　　　　　　　　」
> 学生　　（ちょっと焦って答えた）「　　　　　　　　　　　　　　」
>
> **例2**
> （1年生の理学療法評価学の授業風景）
> 教員　　今から簡単な検査を実演します．誰か前に出てモデルになってもらえるかな？　特に痛くないから大丈夫．誰かいないか〜．
>
>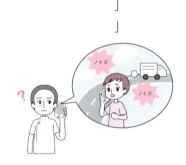
>
> 　状況：実習室の中央には1台の診察台．その上に血圧計，聴診器，ハンマー（打腱器），つまようじ，メジャーなどのいろいろな検査器具が置かれている．
>
> 教員　　モデルに立候補してくれる学生はいないか？（一人ひとりの顔を見まわしながら，下を向いている学生Bを発見）（恥ずかしそうにしているな．自分から言い出すことは苦手そうだから，こちらから声をかけることにしよう）
> 　　　　B君，モデルをお願いできるかな？　検査を体験してみると実際の患者さんがどのように感じるのかがわかるよ．
> 学生　　え？（モデルなんか無理だ．朝からお腹の調子が悪くてうずくまっていたのにわかんないかな？　どうしよう……）
> 　　　　「　　　　　　　　　　　　　　　　　」
> 教員　　「　　　　　　　　　　　　　　　　　」
>
> 　状況：コンテキストを察知し，良好なコミュニケーションが成立していないことを教員が理解していない．

解釈

例1

教員はノイズ（車の音）があることから，
① 病院を受診するために外出しているのだな．
② 体調不良と言っているが，外出できるほど元気なのか？
のいずれにも感じることができる（読み取ることができる）．

例2

教員は，
① 下を向いているということは，恥ずかしいからだな．
② 下を向いているということは，どこか体調が悪いのかな．
のいずれの状況も考えられる．相手の態度から状況を読み取る場合は，多角的に考慮する必要がある．

3　ノイズを把握する

コミュニケーションにおいて，メッセージを正確に伝達することを妨害する要因をノイズという．聴覚を刺激する音だけに限らず，五感に届くさまざまな刺激がノイズとなる．ノイズがゼロの状態は実現せず，コミュニケーション場面で送り手のメッセージが100％正確に受け手に伝わることは不可能である．このような状況では，メッセージの解釈が意図とずれていないかが重要となる．コミュニケーションでは下記の3つのノイズが存在する．

① **物理的ノイズ**：雑音の多い屋外，天候や気温などの環境状況．
例）屋外で友達と立ち話をしていたが，あまりの寒さで会話に集中できない．
② **言語的ノイズ**：言葉の言い間違い，聞き間違い，母国語の違い，方言など．
例）「なんだか，身体がえらそうだね．」（偉そう？）
　　「エライ＝大変，つらい」という意味で使う地域もある．
③ **心理的ノイズ**：相手に対してもつ，偏った先入観．
例）学生のC君は，遅刻が多いことで何回も教員から注意を受けていたので，廊下で教員に呼び止められ授業の準備を頼まれただけであったにもかかわらず，「あ！　また叱られる」と身構えてしまった．

できるだけノイズを減らす努力をすること，ノイズの影響を最低限にすることなど，ノイズの存在を把握することが必要である[2]．

4　良好な関係の成立

学生と教員の両者にとって良好な関係を築くには，相手にとってよいと思う言葉や態度のやり取りが学生の学習意欲を向上させ，教員の指導意欲を高め，その結果，目的とした知識・技術・態度が卒業までに身に付いていく．この関係を成立させるには**表9-1**のような要点があげられる．

表9-1 教員と学生の良好な関係を成立させるためのチェックリスト

できることに印をつけましょう．

- ☐ 相手からメッセージとして収集した情報に順列，優先順位をつけて頭の中で整理することができる．
- ☐ 整理した情報から，相手が欲する，適した言動や行動を決定し，返信することができる．
- ☐ 相手が「自分をわかってくれる，真剣に対応してくれる」と感じ，信頼度を上げることができる．
- ☐ 信頼関係が築けたことにより，今まで以上に深いコミュニケーションを取ることができる．
- ☐ 物事を相談，質問された場合，その返答はある程度相手の状況を理解してから発信することができ，相手の状況を理解していない場合は，対応を断る行動が取れる．
- ☐ 相手によい印象を与えることは，自分も心地よく良好な関係性を築くことができる．

5 多職種で構成されるコミュニケーション

　日本には阿吽の呼吸，空気を読む，言わなくても察するなどの言葉があり，コミュニケーションにおいて「察し」の文化がある．家族，町内，仲間うちなどでは，共通の情報を有することを前提としてコミュニケーションが成立する．しかし，医療・保健・福祉分野においての多職種協働では，この「察し」が職種間，対象者，対象者家族には通用しないことが前提である．確認を怠ると，相手への説明不足により理解や解釈が行き違い，大きな問題（たとえば対象者からのクレーム，医療事故など）につながる危険性がある[1]．臨床の場でコミュニケーションを展開するうえでは，コンテキストを最優先の情報とするのではなく，相手からのメッセージ，紙面による連絡・報告，確認のための質問から得た返答など，確実な情報を用いる．

　学習の定着には，講義を受けるよりも他者と実演・論議するほうがはるかに効果的であることは養成課程では周知のことである．実演と論議の中心はコミュニケーションであるため，教員は日々，コミュニケーション力を自己研鑽し，学生一人ひとりが学習の成果を上げられるような指導者の資質をもつことが必要である．

2 実習指導者と学生，先輩理学療法士と新人理学療法士

1 人材育成サイクル

　養成校教員と学生，実習指導者と学生，先輩理学療法士と新人理学療法士は，教える・指導する・導く立ち位置の人と，学ぶ・指導を受ける・次の段階へステップアップする立ち位置の人である．両者がコミュニケーションを取る場合，教える側の人の立場が上になることが考えられる．教える側の人に大切にしてほしいことは，「相手の成長を促すこと」を第一に考えてコミュニケーションを取ることである．理学療法士の教育では，臨床実習や現場で対象者について学ぶことが重要とされてきた．学ぶ人は，対象者に対してどのような立ち居振る舞いをすればよいのかを，教える立場の人を見て学び，模倣し，実践し，指導してもらいながら経験を積み重ね，よき徒弟制度の中で学んでいくのである．教える立場の人が強い口調や威圧的な指導を行えば，学ぶ人は学ぶ気持ちを失い，そこから逃げ出したくなるのではないだろうか．「相手の成長を促す」コミュニケーションには，「気づき」「行動」「行動の結果」の3つがポイントになる（図9-2）．

　①「気づき」とは，学ぶ人が自分の現実に起きていること，学ぶ必要性に気づくこと，不満や満足に気づくこと，自分の学ぶ目標やその先にある現実や夢や希望に気づくことである．

　②「行動」とは，自分の現実に起きていること，学ぶ必要性のあることに対して具体的に自分からアクションを起こすこと，自分の中にある不満や満足を変化させるために具体的に行動すること，現実に起こって不満があることの意味を理解し，自分が望む結果になるように行うことである．

　③「行動の結果」とは，行動を起こしたことで得たすべての変化や成果である．また，行動

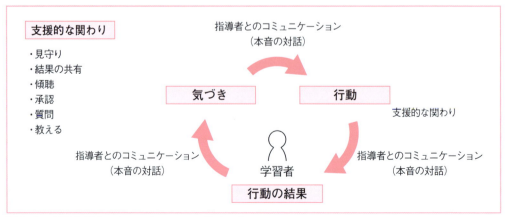

図9-2　成長を促すコミュニケーションサイクル

を起こしたことで起きた新たな感情や，視点の広がりも結果として受け止めることである．思ったような結果でなくとも冷静に受け止めて，次の気づきへつなげる．

　さまざまな関わりの中で，気づきから自発的に行動し，その行動の結果を手にすることで，次の気づきを得て自然に成長の過程をたどる人もいるだろうが，中にはその気づきを分析することで満足してしまったり，論理的に考えすぎたり，事前情報を集めすぎたりするなど，行動へと移すことが難しい人もいる．「行動」，それも自発的な行動力は，人の成長に必要不可欠なものである．この「行動」へと背中を押し，起こした「行動」を見守り結果を共有することが，教える人と学ぶ人とのコミュニケーションである．このコミュニケーションとは「聴く（傾聴）」「認める（承認）」「質問」「教える」である．第3章のコミュニケーションスキルにある「聴く」と「承認」のスキルを確認してほしい．

　「質問」は他のスキルができている状態で行うことが大切である．「質問」を受ける人は相手の欲する答えや，求める答えを答えようとするだろう．しかし，ここでの「質問」は教える人が学ぶ人の考えを引き出し，自分の行動や言葉に気づいて次の行動へと促すために行う「質問」である．そのために「聴く」「認める」によって十分に相手の気づきを引き出したうえに「質問」によってより気づきを明確にしていくことが大切である．ここで気をつけてほしいのは，教える人の「質問」が「詰問」にならないようにすることである．意図していなくても，ついつい質問が矢継ぎ早になってしまうことがあるが，学ぶ人はこれを「詰問」と受け取ることがある．こうなると学ぶ人が追い詰められる傾向があるので注意が必要である．

　「教える」は，実習先や病院のこと，部署やシステム，理学療法，社会人としてのルールやマナーについて，お手本を見せ，学んでほしいことを伝えて理解してもらうことである．同時に教える人は教えるための知識，情報の収集，技術を勉強して伝えるだけのスキルをもつ必要がある．

　そして，教える立場の人がこの人材育成サイクルを意識し，教える・指導する・導くを行うことで，学ぶ人の成長を促すことができるのである．

2　PDCAサイクル

　社会人として仕事や物事を進めて行くときに必要なもう一つのサイクル（図9-3）は，「plan：計画」「do：実行」「check：評価」「action：改善」と表され，これらの頭文字を取ってPDCAサイクルとよばれている．

　PDCAサイクルは物事を進めたり，計画を実行したりする際の考え方として重要であり，誰でもが理解して身に付ける必要性の高い考え方である．段階的に品質・業務改善が行われるので組織運営，事業，人材育成に至るまで幅広く用いられる．

　「plan」では「5W2H」という重要な考えがある．「誰が：who」，「いつ：when」，「どこで：where」，「何を：what」，「なぜ：why」，「どうやって：how」，「どのくらい：how much」の考えのもと，目標達成のための計画を練ることが基本となる（第13章参照）．

　「do」においては，常に「plan」を意識して行動することが重要となる．

　「check」においては，「do」で実行した結果に対して適正な評価ができる仕組みを，できる限り客観的数値で表すことが重要である．

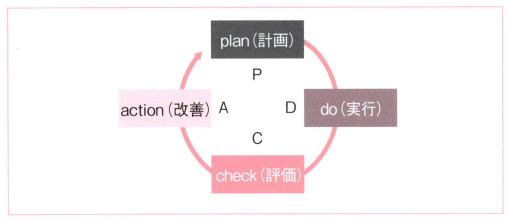

図9-3　PDCAサイクル

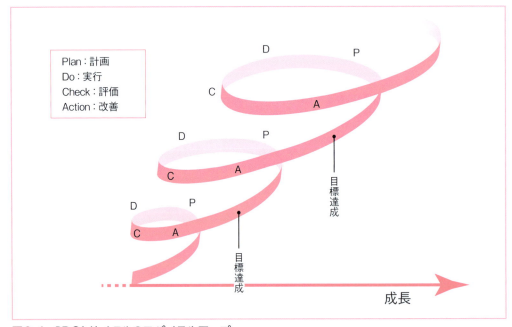

図9-4　PDCAサイクルのスパイラルアップ

　「action」は数値で表した結果から,「目標を実現できているかいないか」を評価し,目標の達成率などを判断し,改善していくことである.また,「action」では改善策を次の「plan」につなげられるよう意識していることが重要である.

　PDCAサイクルの概念に「スパイラルアップ」という言葉がある（図9-4).らせん状に成長するという意味である.このスパイラルを重ねていくことで,学ぶ人の成長を促していくことができる.また,スパイラルのスピードを上げれば成長の促しも早くなるのだが,「check」をおろそかにしないことが大切なポイントである.

　次に実際の会話を例に考えてみよう.

3 実習指導者と学生の会話例

状況：臨床実習が始まり3週間が経った．学生が遅刻をしてきて，さらに提出する予定の記録も出せなかった．

例1

指導者	今日は遅刻したみたいだけど，どうしたの？　何かあった？（もしかして寝坊かな？　中だるみしているのかな？　連絡もなかったみたいだけど……）——①
学生	すみません．（先生，怒っているな……）——①
指導者	理由を聞いているのだけど？　なぜ遅刻したの？（理由が出てこないけど，これは寝坊だな……）——①
学生	すみません，寝坊してしまって……．（あ～，寝坊っていったらまた怒られる）——②
指導者	だったら，起きたらすぐこちらに連絡しないと，どうしたのかと心配するでしょ？　学校にも連絡しなかったの？（寝坊ならまず連絡してくれないと心配するでしょう！　こんなことぐらいわからないのかしら？）——②③
学生	あわてていて，来ることだけで頭がいっぱいで……．（だって早く行かなきゃと思って，そんなこと考えられなかったよ）——②③
指導者	連絡がなくて，こちらから電話をかけても出ないから心配するでしょう？　わかる？（連絡が取れないと，病気か事故かとますます心配するじゃないの！）——③
学生	あわてて携帯を忘れてしまって……．（本当にあわてていて忘れてしまった……）——③
指導者	準備もしていないし，時間に余裕がないからそうなるんだよ．あわてて事故にでも遭ったらどうするの？（最近ばたばたしているし，忘れ物も多いから準備が悪いみたいだな）——③
学生	すみません．以後気を付けます．（わかっていたけど……）——③
指導者	ところで記録の提出はできるの？（提出はできるのかな？）——③
学生	それがまだ全部書けてなくて……．（また，怒られる……）——③
指導者	出せないの？　じゃあ，いつ出せるの？（え～っ，遅刻したうえ，提出できないの？）——③
学生	昼休みに作成して出せると思います．（やばい，これ以上悪い印象を与えられない）——③
指導者	出せるのね．自分で言ったからには出してね．（自分で決めたからやってもらおう）——③
学生	はい……．（できるかな……．どうしよう……．出さないとまた怒られるだろうな……）——③

95

> **解 釈**
> ①この会話で指導者は学生の遅刻に対して心配しているのだが，学生がどうして遅れたのかをしっかり聞こうとする姿勢がみられないので，学生は指導者が怒っていると受け取ってしまっている．
> ②怒られていると感じた学生は萎縮して，その後は自分のことをなかなか伝えられないでいる様子が伝わってくる．
> ③指導者は学生を心配していて，社会人として報告・連絡・相談をするように求めているようだが，学生はそのようには受け取っていないのである．指導者はどのようにコミュニケーションを行えば学生に気持ちが伝わり，次に同じ失敗をさせない指導ができたのだろうか．

次の会話例をみてみよう．

状況：臨床実習が始まり3週間が経った．学生が遅刻をしてきて，さらに提出する予定の記録も出せなかった．

例 2

指導者 今日は遅刻したみたいだけど，どうしたのかな？ 体調でも悪かったの？（もしかして寝坊かな？ 中だるみしてるのかな？ 連絡もなかったみたいだけど……）——①

学生 すみません，体調は問題ありませんが，寝坊してしまいました．（やばいかな，怒ってるかな？）——①

指導者 そうなんだね．昨夜は遅かったの？ 最近，睡眠は取れているのかな？（そういえば最近，ぎりぎりに来ているみたいだし，睡眠は取れているのかな？ 顔色もよくないみたいだけど）——①②

学生 昨夜は2時に寝ました．ここ2～3日は5時間ぐらいです（寝れてないかな～．やることの取りかかりが遅いから……）——①②

指導者 ちょっと睡眠が少ないよね．それだと寝坊するよね．なんで睡眠時間が少なくなってるの？（睡眠時間が減っている原因はなんだろう？）——②

学生 自分の勉強の取りかかりが遅くて，すべてが遅れてしまって寝るのが遅くなっています．（始めるのが遅いしはかどらないし……．準備も朝からばたばたするな）——②

指導者 そうなんだ．まず生活リズムを整えて，睡眠時間を確保しよう．そして，朝から余裕をもって準備できる時間に起きられるようにしようか？ できる？（生活リズムが崩れてきているな，ここでちゃんと整えてもらおう）——②

学生 はい，そうしたいと思います．（そうだな，リズムを整えよう）——③

指導者 じゃあ，何時に起きると準備に余裕がもてるの？ 睡眠もちゃんと取ってほしいから，何時に寝るようにする？（はっきりと決めてもらって実行してもらおう！）——③

学生 6時半に起きます．そして寝るのは12時半までには寝ます．（6時間寝れば大丈夫だ！）

指導者 そう，じゃあ今日から実行してください．そして，それでも遅刻することがあれば必ず連絡を入れてから病院に向かってくださいね．心配するから．（連絡・報告をしっかり覚えてもらおう）——③

学生	先生，提出する記録もまだできていないんです．すみません．（まず，できていないことをちゃんと報告しないと）——③
指導者	そうか，提出できないのはよくないけど，ちゃんと報告してくれたね．いつ提出できるの？（提出物は出せないんだ，どう考えているのかな？）——③④
学生	昼休みに作成して出せると思いますが，できなければ明日の朝に提出してもいいですか？（がんばってやってみよう，でも間に合わなかったらいけないので確認しておこう）——③
指導者	了解！　まず，昼休みにやって一度見せてください．そこから次の提出期限を決めよう．（あわてさせても駄目だから，どこまでできるのか一度確認しよう）——④
学生	はい，よろしくお願いします．（まずは，できるだけやってみよう）

解 釈

①この会話のポイントは指導者が心配していることを伝え，学生の様子を聞いているところである．学生は怒られるのではと思っているので，話を聴いてもらえると不安が少し取り除かれる．

②指導者は学生に聴くことで遅刻の原因が睡眠不足であることに気づいて，学生自身に改善を促し，時間を設定させている．学生は自分で生活を振り返り，改善のための計画を立てるが，具体的にするために指導者が助言し促している．

③会話の中で，学生は怒られるという気持ちより，改善しようとする姿勢がみえてきている．これは指導者とコミュニケーションを取ることで信頼関係がうまれ，学生が次のステップへ歩み始めたところである．

④ここでの指導者は学生を見守り，行動を起こす学生を見守って行くという姿勢である．

確認ポイント

①指導的立場の人は「聴く」ことを十分に行う（例1と例2の違いを「聴く」を意識して読む）．

②指導を受ける立場の人は指導的立場の人への「報告・連絡・相談」を欠かさず行う．

③指導的立場の人は指導を受ける立場の人のよいところや改善している点に対して「承認」し，言葉で伝える．

④指導的立場の人は，指導を受ける立場の人をあたたかく見守る姿勢が大切である．

4 先輩理学療法士と新人理学療法士との会話例

状況：新人理学療法士と先輩理学療法士が一緒に対象者を担当する機会を得て，新人理学療法士に指導・アドバイスを行っている．

例1

先輩　Aさんの理学療法で今，一番の問題点は何だと思う？（Aさんの問題点をわかってやっているのかな？）──①

新人　肩関節の可動域が改善しないことです．痛みが出ていて……（アドバイスをもらいたいのだけどなあ）

先輩　どうして痛みが出ているの？　検査はしたの？　X線写真の確認やドクターからの意見は聞いたの？（えっ！　まだ痛みについて何も考えていないのかしら，どうするのだろう）──②

新人　検査はやったのですが，いまひとつ原因がわからなくて……．ドクターにはまだアポイントをとっていません．（やばいな～．対応が遅れているのかな？　どうしたらいいのだろう）

先輩　どんな検査をやったの？　それじゃ，Aさんの痛みの原因が追及できてないじゃない！？どうするの？（Aさんについて何にも考えが進んでいないの！？　このままだとAさんの改善が遅れてしまう．もう，なんで早く相談してくれないの？）──②

新人　はい……．すみません．（やっぱり怒られた……．どうしよう）

先輩　うーん，どうするか考えてやってくれないとAさん改善しないよ！（もう少し，Aさんのことを検査して原因追及してもらわないと，まずは自分で考えて勉強しないと成長しないな）

新人　はい……．（どうしたらいいかわからないけど，怒っているみたいだし聞けないな……）
新人は，がっくりしてどうしたらよいかわからないままであったが，先輩はその場を立ち去った．──③

同じ場面でもし会話をするとすれば，どのような会話が望ましいだろうか？　次の会話を考えてみよう．

例2

先輩　Aさんの理学療法で今，一番の問題点は何だと思う？（Aさんの問題点わかってやっているのかな？）──①

新人　肩関節の可動域が改善しないことです．痛みが出ていて……．（アドバイスをもらいたいのだけどなあ）

先輩	そっか，あなたはどうしてAさんの痛みが出ていると思う？（痛みについてどのようなところまで考えているのだろうか？　聞いてみよう）——④
新人	痛みの原因について検査はやったのですが，いまひとつ原因がわからなくて……．ドクターに聞いたほうがいいですか？（アドバイスをもらえるかな……）
先輩	どんな検査をやったのかな？　まず，それを教えてもらえる？（どこまで調べているのかな？　聞いてみよう）——④
新人	X線写真はまだ確認できていないですが，痛みの部位は上腕二頭筋腱に圧痛が一番強くて，そのほかは運動時に前方に痛みが出る角度があります．どうですかね？（痛みについて原因追求はまだできていないけど，わかっていることだけでもアドバイスもらいたいな）——④
先輩	痛みについてそこまでは調べているのね．回旋の動きやそのときの痛みはどうかな？（痛みが出ている範囲はつかめているようだけど，原因追究まではできてないかな？）——⑤
新人	回旋については1stでは痛みの訴えはなかったと思いますが，2ndはまだ確認できていないので明日にでも確認してみます（1stと2ndで痛みの出現があると，どこが原因になるのだろう．調べてみよう）
先輩	そうだね．まずそこを確認して，ドクターにAさんについて報告してみよう．（気づいてくれて，行動を起こしてくれるな．ドクターには一緒に確認に行こう）

　この会話のポイントは，先輩理学療法士が新人理学療法士の今の状況を聴いていることである．今どこまで理解していて，どこからわからなくなっているのかを，しっかりと相手の話しやすいように聴くことがポイントである．そこから次の行動に移すためにアドバイスを与えて，新人理学療法士自身に計画と行動を考えさせている．この後，先輩理学療法士は再度アドバイスして，行動に移せるかどうかを確認する予定である．

解釈

この2つの会話例をみてどうだろうか？
① 新人はAさんの問題点が追究できてないことに気づいているのに，次にどのように行動したらよいのかわからない様子がみられる．
② 先輩は，わかっていない様子の新人に，さらに「なぜ？　なぜ？」と質問している．新人にとっては詰問に聞こえたかもしれない．だから先輩に「どうしたらよいか？」を聞けないのである．
③ 気づいてほしいという先輩の気持ちはあるのだろうが，このようなコミュニケーションではなかなか気づきを引き出すことは難しい．
④ 先輩がここでしっかりと新人の話を聴くことで，新人が困っていること，気づいてはいるけれど次の行動に移せないことについて具体的にアドバイスすることができる．
⑤ 次の行動の促しによってAさんについて進んでいない原因追究の手立てを新人に考えさせて，どのように行動すればよいかの指導ができる．

理解度チェック

- □ 教員と学生のコミュニケーションにおいてコンテキスト・ノイズを理解することができたか？
- □ 相手の成長を促すための「気づき」「行動」「行動の結果」を理解することができたか？
- □ PDCAサイクルについて理解することができたか？
- □ 実習指導者と学生の会話例より「報告・連絡・相談」の重要性が理解できたか？
- □ 先輩理学療法士と新人理学療法士との会話例より指導者側の聴く，質問するスキルがどのような違いがあるのか理解できたか？

参考文献

1) 渡部富栄：対人コミュニケーション入門．pp5-20．ライフサポート社，2013．
2) 杉本なおみ：改訂　医療者のためのコミュニケーション入門．pp68-73．精神看護出版，2014．
2) 西嶋恵理子：コミュニケーション経営．日本規格協会，2013
3) 齋藤　孝：コミュニケーション力．岩波新書，2004．
4) 松本　泉，西嶋恵理子：「人を育てる」コーチング．理学療法，27(6)：783-786，2010．

（三宅わか子・松本　泉）

第10章

職場でのコミュニケーション

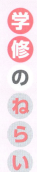

- 聴き取りやすく，その後につながる自己紹介の仕方を理解する．
- 多職種協働に大切なコミュニケーションについて考える．

1 入職第1日目のコミュニケーション（あいさつ，自己紹介）

1 あいさつの基本

　あいさつはやさしい表情でハッキリと自分から行う．相手からあいさつが返ってこないと次からやめてしまう職員がいるが，あいさつは相手の存在を認める最初のきっかけであり，相手の返事が情況の判断材料にもなりうる．よって返事がなくても，次の機会にはまた自分から行う．朝は「おはようございます」，施設により違いはあるが，午前10時以降は「こんにちは」に切り替える．また目上の人には「ご苦労さまでした」は使わずに「お疲れさまでした」を使うとよい．言葉かけは先輩達のあいさつを参考にしよう．

2 自己紹介の例

例 1

(小さな声で顔を上げず)——①
「えーと，A藤です」(緊張して恥ずかしい)——②
「趣味というものは……特にないです」——③
「私は自信をもってこれができるということは特になく，人と話をすることが苦手です」——④
「わからないことだらけで，ご迷惑をおかけしますがよろしくお願いします」——⑤

例 2

(大きすぎる声で遠くを見て)——①
「おはようございます．A藤Aーです」——②
「趣味は運動全般に得意です．スポーツ観戦も映画を見るのも好きです．旅行や温泉，食事も好きです．そのほかにも…….（2〜3分話をする）」(私のことを先輩方にわかってもらいたいので，できるだけいっぱい話しておこう)——③
「これからよろしくお願いしま〜す」——⑤

例 3

(笑顔でハキハキと)——①
「おはようございます．A藤Aーです．出身校は○○で，出身地は△△です」——②
「趣味は食べ歩きをすることなので，おいしいお店やおもしろいお店がありましたら教えてもらいたいです」——③
「早く仕事を覚えて役に立てるように，がんばっていきたいと思います．よろしくお願いします」——⑤

> **解釈**

① 部屋の大きさに合わせて，最も遠くにいる職員に届く声で，ハッキリと聴き取りやすい声と笑顔で自己紹介する．自信がないと小声になりがちなので，注意が必要である．緊張して誰とも目を合わせずに話すよりも，こちらを見てくれている話しかけやすい先輩を見つけて目を見て話せるとよい．また，新人が複数名いる場合に順番を譲り合う時間が長くなると先輩を待たせることになるので，事前に決めておく．

② 名前はフルネームで言う．出身校や出身地を言うことで，先輩達との共通点が見つかったり，話しかけてもらいやすくなったりする．

③ 趣味の話は自分を理解してもらうのによい話題だが，ダラダラ話すと飽きられたり，相手の拘束時間が長くなってしまったりする．そもそも自己紹介をどのくらいの時間で行うべきか，先輩に確認しておく．また，話しかけてもらいやすいように，「教えてください」や「誘ってください」と入れていくのもよい．

④ 自虐ネタを入れることは悪くないが，先輩達からひんしゅくを買わない程度にしたい．

⑤ 締めにはこれからの抱負を述べたい．「ご迷惑をおかけしますが」よりも「役に立ちたい」などの積極的な気持ちが伝わるコメントで締めるほうが個人的には好感がもてる．また，語尾は伸ばさずにあいさつしたい．

> **ワーク**

自己紹介文を作ってみよう．

> **グループワーク2**

ワーク1の内容をグループで発表し，後で話しかけてみようと思える自己紹介だったかお互いにフィードバックしてみよう．

2 先輩や上司との会話例

PT：理学療法士

例1

上司　総合実施計画書のリスク管理の欄の記載が不十分なので，しっかり記載するように．

PT　　すみません，わかりました．（リスクに関してはあまり書いていなかったな．これから気を付けよう）——①

～1週間後～

上司　計画書のリスク管理，やっぱり書けてないな．個別性のあるリスクを書かなきゃダメだよ．

PT　　はい．がんばります．（全員に転倒と血圧のリスク書いたけど，これじゃダメなんだ．どうしよう……）——②

例2

上司　総合実施計画書のリスク管理の欄の記載が不十分なので，しっかり記載するように．

PT　　すみません，わかりました．たとえば，「転倒のリスクあり」とか，「血圧変動注意」などの記載でよいでしょうか？——①

上司　いやいや．いつ転倒しやすいとか，どんな条件だと血圧変動しやすいとか，既往や内服薬を踏まえて，看護師さんに確認するといいんじゃないかな．

PT　　なるほど，たとえばですが「トイレでの下衣の着脱（支持なし立位）ではふらつきあり」のように記載すればよいでしょうか？——③

上司　そうだね．ほかには，睡眠剤やリハの介入状況を振り返って，「睡眠剤を内服した次の日はふらつきやすく，転倒リスクが高い」なんて書き方でもいいかもね．

PT　　ありがとうございます．担当看護師さんにも確認してみます．できたらまた確認させてください．——④

上司　いいよ．記載する前に聞きに来て．

解釈

①注意や指示を受けたときに非があれば謝ることはよい．

②「がんばります」ではなく，次はどのようにしたらよいかわからなければ，確認する．

③確認する際は自分が考えていることを具体的に示すことで，アドバイスを具体的にもらうことができる．確認することで自分の考えが的外れになっていないか，確かめる．

④指示されたことは，上司に適時報告確認をみずから行う．みずから行うことで早めに修正することもでき，結果として少ない労力で仕事を行うことができる．

3 医師との会話例

例1

PT　202号室のB井G郎さんですが，最近リハをがんばっていて，自宅に帰ってからも継続の希望があるようでして，これまでは通所リハでしたが，訪問リハをやってみたいということでして，私も訪問リハはよいかもと…．——①

医師　(話が終わる前に) ん？　何だ？　俺が処方かなんか出せばいいのか？

PT　あ，いえいえ，そういうことではなくて．(まだ，伝えたいことがあるのに)

医師　ん？　じゃあ何？

PT　いや，その〜．(まずい，怒らせちゃった……．あれ，頭が真っ白だ……)——②

医師　結局何が言いたいんだ？　これから回診だから，ちゃんとやっといて．

PT　あ，はい……．

例2

PT　202号室にいる胃がんのB井G郎さんの退院の件でお話ししたいのですが，1〜2分ほどよろしいでしょうか？——①

医師　いいよ．

PT　B井さんの退院日は，いつ頃か予定はあるのでしょうか？　パーキンソン症候群の既往もあるので，自宅退院に向けて訪問リハを検討しています．——③

医師　検査の結果をみて大丈夫なら，今週末かな．家族にも言っておくか．

PT　早いと今週末ですね．相談員さんに伝えてケアマネ(介護支援専門員)とサービス調整してもらえるように連絡したいと思います．

医師　自宅で困らないように調整しておいて．

PT　はい．退院に向けたリハと情報共有をしておきます．

解釈

① 医師に対しては，話しかけるときに患者名，要件，所要時間をはじめに伝え，話ができるタイミングか確認する．特に急性期病院の医師には患者のフルネームだけでなく，疾患名や術日，術式なども付け加えると患者間違えが少なくなる．なお，結論を言わずに状況説明をダラダラ行うと，余計な時間を奪うことになる．

② 医師に少しでも怒られてしまうと頭が真っ白になると若手からよく聞く．話しかける前に準備が必要である．不安な場合は事前に先輩に話し方をみてもらうとよい．

③ 第4章で説明したPREP法で，結論から伝えるとよいことが多い．医師や上司に対しては，相手の状況を把握したうえで誤解されにくい論理的なコミュニケーションが求められる．

4 看護師など他職種との会話例

例1

PT　305号のCさんですが，リハで「T字杖歩行見守り」になったので，病棟でも車椅子ではなく看護師さんの見守り歩行でトイレに行くようにしてください．──①

看護師　え〜．今，病棟が忙しいから，Cさんの介助ばかりできないし難しいかな．

PT　（忙しいってまったく，患者さんをよくする気があるのかよ！）そんなことだと，「できるADL」と「しているADL」の差が開くので何とかして歩行してください．──②

看護師　何とかと言われてもね〜．（そもそもCさんが歩いているところを見たことがないし，車椅子のままでいいじゃない．）

PT　Cさんは歩いてトイレに行くことを目標にリハを進めていたので，ぜひお願いします．──③

看護師　そうかもしれないけど，Cさんは昼も夜もトイレが頻回だし，歩行自立レベルになってからでいいんじゃない？（見守りじゃ危ないってことでしょ）

PT　今，生活の中で歩行の介助をしてもらえたら早く歩行が自立しますから，どうにかやってください．──④

看護師　（どうにかって言われても，転倒リスクもありそうだし……）病棟でも検討しますね．

PT　よろしくお願いします．

看護師　はい．（まあ無理だけどね）

例2

PT　（病棟でも歩いてトイレへ連れて行ってもらえるように，看護師さんになるべく見えるところで歩行練習しよう）──⑤

〜病棟歩行練習中〜

看護師　Cさん，歩く練習がんばっていますね．

PT　（笑顔でうなずき，患者へ促し）──⑥

患者　あ，ありがとう．（笑顔）

PT　（リハ後，ナースステーションにて看護リーダーに話しかける）──⑦
　　　今日はCさんに声をかけていただいて，ありがとうございました．──⑧

看護師　（笑顔）Cさん，歩けるようになっていたんですね．

PT　そうなんです．なんとか病棟トイレにもT字杖を使えば見守りで行けるようになりました．

看護師　そんなにできるようになったんですね．

PT　部屋もトイレのそばに移れたので，ベッドからトイレまで1分かからずに歩行できるようになりました．できれば看護サイドでも1日1回トイレ歩行の見守りをお願いできませんか？──⑨

看護師　（1日1回，1分くらいならできそうね．）ちなみに，いつ頃だといいの？

PT	忙しいと思うので，逆に余裕のある時間帯はありますか？——⑩
看護師	そうね．午後のバイタル測定していない時間なら，13時半頃かな？
PT	わかりました．ありがとうございます．リハでも介入の時間帯を調整してみます．——⑪
看護師	ちなみに転倒リスクは？
PT	部屋から廊下に出るところで左にふらつくことがあるので，左側から見守りをしていただきたいです．トイレに入ってしまえば，手すりがあるので大丈夫です．——⑫
看護師	わかった．皆に伝えておくね．
PT	ありがとうございます．Cさんにも13時半頃と伝えておきます．——⑬
看護師	はい，よろしくね．
PT	助かります．よろしくお願いします．

解釈

① 多職種協働の中で「～してください」という言葉かけは，PTは意識しなくても受け手は「指示された」と感じることがある．臨床現場で指示をするのは医師であり，多職種協働では緊急事態でない限り，意見を一方的に押し付けず，相談する形が望まれる．同じ理由で，たとえば痰がらみのある対象者の場合，看護師に「吸引をお願いします」と伝えるよりも「痰が絡んでいるので見ていただけますか」のほうが相手の立場を尊重している声かけとなる．

② 自分の思い通りに進まずイライラすると，声に出さなくてもすぐに相手に伝わる．また正しいことを言ってはいるが，職場によっては多職種で共通言語にはなっていない「できるADL」，「しているADL」などは言語ノイズとなり，伝わらない場合がある．

③ もっともな理由ではあるが，相手を変えようとして自分の意見の押し付けになっている．

④ 相手の転倒への不安感に気づかず，歩行することの理由付けを繰り返している．

⑤ まず，実際の歩行を見てもらうことで，言葉で相談する以上に看護師に歩行状態や安心感を伝えることができる．

⑥ 夢中に歩行練習していると声かけが聞こえていないことがあるので，必要があれば対象者に声かけがあったことを伝える．

⑦ 看護リーダーもしくは担当看護師など，病棟での見守り体制を決められる相手に話しかける．

⑧ 感謝を伝えると，また声かけしてもらいやすくなる．

⑨ 歩行見守りなどの協力を相談する際には，どれくらいの負担になることなのか（所要時間や頻度）を伝え，少しのことから頼むと協力が得られやすい．

⑩ 相手の立場を尊重し，都合を聞く．

⑪ 対象者の都合もある場合，PTが調整できるものは進んで調整することを伝える．

⑫ リスクに関してはわかりやすく必ず伝える．

⑬ 特にこちらから提案して協力してもらっているので，細かい連絡などはみずから積極的に動くと相手は助かるし，対象者からの信頼感も高まる．

5 カンファレンスでの会話例

MSW：メディカルソーシャルワーカー（医療ソーシャルワーカー）

状況：胃全摘出手術後の患者（既往に脳梗塞），術後経過良好．自宅退院に向けたカンファレンスの場面である．

例1

Dr　Dさん，退院したくないって言ってるけど，リハでは何か聴いてない？

PT　玄関の出入りに不安があったので，上がり框を想定した段差昇降練習をやっていました．自宅の上がり框は25cmですが，リハ室では30cmでもできるようになってきています．不安だと言うわりにはできるようになってきていますし，入浴は通所リハを利用しますので，自宅生活はもう可能だと思います．——①

Dr　（怒り口調）そういうことを言ってるんじゃなくてさ，動けるのに帰りたくないって言ってるからどうしたらいいかって話してるんだよ．リハスタッフが一番長く話を聴ける時間があるんだから，体のことだけじゃなく気持ちにも関わって，うまく退院までもっていかないと．看護師や相談員ともうまく協力して．

PT　すみません．（え〜．怖い）——②

例2

Dr　Dさん，退院したくないって言ってるけど，リハでは何か聴いてない？

PT　自宅での生活動作の不安はなくなったと言っていましたが……．Dさん，結構心配性で．あっ，そういえば昨日は創部が痛くて傷が開かないか心配していました．——③

Dr　傷口は痛くても，もうしっかり付いているから大丈夫なんだけどな．

PT　先生が忙しそうで話しかけられないと言っていたので，できれば，もう一度Dさんに創部について説明していただけるとよいかと思います．——④

Dr　そうか．じゃあ話してみるか．

PT　あとは退院後の外来受診を気にしていました．病院へ送ってくれる人がいないから，家に帰ったらもう来られないって．

MSW　Dさんは介護保険が使えるので，通院に介護タクシーが利用できます．私ももう一度確認してみます．

Dr　介護保険の利用方法は知らない人が多いから教えてあげて．あと何かある？

PT　いいえ，ほかには聴いてないです．またリハのときに確認してみます．——⑤

Dr　リハスタッフが一番長く話を聴ける時間があるから，情報があったら早めに共有だな．

PT　はい，すみません．気になったことがあれば，皆さんにお伝えします．——⑥

Dr	先輩に内容を確認してもらって，どの職種と情報を共有すれば早く動けるか，相談して．カンファを待ってなくていいんだぞ．
PT	はい．わかりました．先輩にも相談します．――⑦

解釈

① 若手はカンファレンスで準備していたコメントを発言しがちだが，今回は「退院したくない理由」を聞かれているので，知っている情報があれば発言する．

② 怒られた場合も，次はどのようにしたらよいか考える必要がある．怒られた理由がわからなければ後で先輩に確認する．

③ 聞かれた内容で気づいたことがあれば，言ってみる．

④ 他職種に何か依頼する際は，「できれば〜」「お手数ですが」などのクッション言葉を使うと柔らかい表現になる．

⑤⑥⑦ 相手のコメントに対して，次に自分が行う行動を返すことで，相手のコメントの意図と合っているかを確認できる．

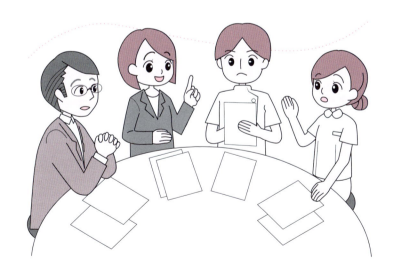

グループワーク

チェックリストを参考に，多職種で関わるときに気をつけたいことを話し合ってみよう．

多職種協働に大切な理学療法士としてのコミュニケーション行動チェックリスト

- □ 多職種協働の目的を理解している
- □ チームや組織の一員であるという自覚をもっている
- □ 現在の自分の立場や役割を認識している
- □ メタ認知能力（自分を含めたその場の状況を客観視できる力）を発揮している
- □ 自分を理解し大切にして自分の専門性を尊重している
- □ 相手を理解し大切にして相手の専門性を尊重している
- □ 自発性をもって取り組んでいる
- □ 自分の知識や技術を，他職種に対してどう役立てるか考えている
- □ 自分の関わった後の影響を考えて言動している
- □ 自分の正しさだけを強調することはしない
- □ 相手を正そうとする前にわかろうとしている
- □ 自分が言いたいことを伝えるだけでなく，相手の意見を必ず聴いている
- □ 書面・電話・メール・対面など，適切な方法を選んで情報を伝えている
- □ 正確な身体運動機能の把握と必要な情報伝達を自ら行っている
- □ 相手が理解できる言葉を使っている
- □ 言葉で説明するだけではなく，図示したり，実際の行動で示したりして支援の方法を伝えている
- □ 会議の場だけで意見交換するのではなく，臨床現場でも意見交換している
- □ タイムリーに意見交換している
- □ 自分と相手との解釈のずれはないか，必要に応じて確認している
- □ 相手の状況（情況）を理解して伝えている

> **チェックする際の効果的な質問**
> (1) 具体的にどのようにしているのですか？
> (2) なぜそのようにいえるのですか？

(文献1より引用)

理解度チェック

- □ 聴き取りやすく，その後につながる自己紹介の仕方を理解できたか？
- □ 多職種で関わるときに大切なコミュニケーションについて理解できたか？

参考文献

1) 山口美和：多職種協働に役立つ理学療法士のコミュニケーション技術．PTジャーナル，48：297-304，2014．

(本田知久)

第11章

臨床現場でのコミュニケーション

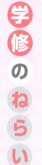

- 患者やその家族の気持ちを理解する．
- 当日行う理学療法の目標を患者と共有する．
- 疾患（disease）と病（illness）の違いを理解する．

1 プロセスレコード (process record)

プロセスレコードとは，看護実践の場で「患者と看護者の相互過程を明らかにし，実践に役立たせるために活用される記録」のことである[1]．プロセスレコードは，①再構成する場面の決定，②展開の再現，③分析・考察の流れで展開する．

プロセスレコード

1. 患者　　　　　　：78歳，女性，主婦，転倒による大腿骨頸部骨折で入院．
2. 再構成する場面　：患者の理学療法実施時（入院5日目，本日より平行棒内歩行開始予定）．
3. 再構成する理由　：患者から今後の方向性について不安の訴えがあったため（回復期リハビリテーション病院への転院はしたくない）．
4. 展開

相手	自分		自分の行動の分析・考察
相手の言動，状況	どう読みとったか，どう考えたか	自分の言動	
（背臥位，目を閉じて関節可動域の理学療法を受けている）		（軽度難聴もあるため耳元で名前を呼ぶ）Aさん，ご体調は大丈夫ですか．	

■1 再構成する場面を決定する

①うまくいかなかった場面，疑問が残る場面を理解している場合：
行動後なるべく早く，記憶の新しいうちに客観的に記録する．記録する際には，どうしても自分の感情や言い訳などが入ってしまいがちだが，起こった事実を時系列で記載する．

②特定の場面での失敗感はないが，自分の行動の仕方に自信がなく，疑問をもっている場合：
いくつかの事例を選択して再構成をしてみる．その際には，どうしても自分の目線が中心となるが，相手がどのような発言をしたのかは正確に記載する．
いくつかの場面を構成することで，自分の行動の傾向をつかむことができる．
上記，①②いずれの場合も，再構成の理由とどのように関わりたいと思ったのかを明確にしておく．

■2 展開の再現

①患者の言動を記入する：
患者の言葉だけではなく動作，表情，無意識的なしぐさなども記載する．

②感じたことや判断したことを記入する：
患者との関わりにおいて，状況をどう読み取り自分がどう感じたのか，どう判断したのかを記載する．

③自分の言動を記入する：
患者に対してどのような言葉かけをしたのかを記載する．

■3 分析・考察

その場面のどこに問題があったのか分析・考察する．

①理学療法士は患者に伝えたいことを患者に理解できる言葉で伝えているか．

②理学療法士は患者の訴えを理解し，受け止めているか．

③患者を尊重した対応をしているか．

④患者・その家族，周囲への配慮はなされているか．

⑤振り返って，患者やその家族との関わりで新しい気づきがあったか．

2 患者編

次の例は，短期間で成果を出さなくてはと焦るあまり，患者の気持ちを十分受け止められなかった例である．

1 症例提示

患者 78歳の女性．専業主婦で夫と2人暮らし，息子夫婦は独立して県外に居住．

状態 自宅にて転倒，起き上がれなくなり救急車で来院となる．X線写真にて右大腿骨頸部骨折と診断．翌日に人工骨頭置換術施行となり5日経過している．
現在は，術側全荷重可能となり理学療法にて平行棒内歩行開始となる．
術後Hbが10.5，もともと貧血があるが医師より経過観察と指示あり．両耳軽度難聴．今後補聴器外来受診予定．

状況 人との付き合いは悪いほうではなく，担当の理学療法士に対しても思いを話すことができていた．今後の方向性（転院もしくは自宅退院）についてはまだ先のことだと思っているようだが，時折不安そうな言動をしている．
現在入院中の病院は急性期病院で，在院日数は10日程度となっている．

〈プロセスレコードは次のページ参照〉

2 分析・考察からみえたこと

①患者の気持ちを受け止めていなかった

突然の受傷で，気持ちの整理がつかないまま手術となった．また，軽度の難聴もあり，医師からの説明を十分理解しているとは限らない．そんな状況の中で次々に検査やリハビリテーションの介入を受けることとなり，ある程度身体の状況が落ち着いたら転院と伝えられた．このような状況を考えると，患者は病院を追い出されるような感覚になってしまうのではないか．そのように患者が思い悩んでいる気持ちを理学療法士は受け止める必要があった．

②達成すべきことと現状との差異

急性期病院の理学療法は，医師の治療や看護のケアなどと比べると重要度では低くみられてしまいがちである．また，早期離床でADLを維持・向上を図るが，そのリハビリテーションの進行度合いが，回復期リハビリテーション病院へ転院するのか自宅へ退院するのかの判断材料となる．したがって，理学療法士にはできるだけ短時間で効率よく回復へ導くプレッシャーがかかる．

そのようなときにありがちなのが，患者との意志の疎通がうまくいかずクレームやインシデ

プロセスレコード

1. 患者　　　　　　：78歳，女性，主婦，転倒により大腿骨頸部骨折で入院．
2. 再構成する場面：患者の理学療法実施時（入院5日目，本日より平行棒内歩行開始予定）．
3. 再構成する理由：患者から今後の方向性について不安の訴えがあったため（回復期リハビリテーション病院への転院はしたくない）．
4. 展開

相手		自分		自分の行動の分析・考察
相手の言動，状況	どう読みとったか，どう考えたか	自分の言動		

相手の言動，状況	どう読みとったか，どう考えたか	自分の言動	自分の行動の分析・考察
（背臥位，目を閉じて関節可動域の理学療法を受けている）①		（軽度難聴もあるため耳元で名前を呼ぶ）Aさん，ご体調は大丈夫ですか．②	
大丈夫だと思うわよ．③	なんだか不機嫌そうだな．④	Aさん大丈夫ですか？　手術したところが痛いですか？⑤	③〜⑦いつもと会話の状況が違うと感じたのなら，患者の気持ちを引き出し，何を感じているのか受け止める姿勢を患者に伝えることが必要だった．
（特に反応なし）⑥	どうしたのかな？　いつもなら気さくに話をしてくれるのに．⑦		
先生，この病院で入院をしてずっとリハビリをするのは難しいですよね．⑧	この間も，この話だったな．理解力が低下しているかもしれないな．でも早く歩行を獲得したいし，もう少しピッチを上げないと．⑨	そうですね，この病院は，急性期病院といって長くは入院できない病院なんですよね．Aさんも早い段階で転院になると思いますよ．⑩	⑧〜⑩いつものコミュニュケーションと違うことに配慮がなされず，自分のプログラムの進行にとらわれてしまった．
わかりました，日にちが経てば転院なんですよね．⑪	何か気に触ったことを言ったっけ？　本当に調子が悪いのかな？⑫	Aさん，昨日は手術した足に体重をかけて立つことができたので今日は歩いてみましょう！！⑬	⑪〜⑱機嫌や体調が悪いと思い，リハビリテーション終了となってしまっている．患者の不機嫌な姿勢は，自分の対応に対するものなのか，体調不良によるものなのか，その他の要因によるものなのか明確にする必要があった．終了すると決めたのであれば，「今日はもう運動はしませんので，Aさんのお話をうかがえませんか？」など患者の反応を確かめられるとよいと思う．
今日は気分が優れないから，リハビリをお休みにしたいです．⑭	えっ，調子は悪そうじゃないのに……．⑮	大丈夫ですか？　気持ち悪いですか？⑯	
もう今日は，お休みでお願いします．⑰		わかりました．今日はここまでにしましょう．⑱	

ントなど事故につながってしまうことである．患者対応を行う際には，患者の疾患（disease）とともに病（illness）をバランスよく考えることが大切である．

本症例の場合，疾患（disease）は頸部骨折し人工骨頭置換をした股関節，病（illness）は患者Aさんの経験を元にした苦しみである．

また，当日実施する理学療法を簡単に患者へ説明し（今回の症例であれば，「今日は股関節の可動域練習の後に筋力練習を行い，できれば平行棒内で歩行を行います」など），患者自身にその準備がなされているのかを確認することが大切である．その日に行う理学療法と患者自身の気持ちに差異があるのであれば，あらためて患者自身の気持ちに寄り添うことが大切である．

③解決方法の引き出しの少なさと,突っ込みの弱さ,自信のなさ

経験が少ないと,どうしてもその場の落としどころが患者の訴えた内容に近くなってしまう.今回であれば,リハビリテーションの終了である.

なぜ患者がリハビリテーションを続けたくなかったのかを,突っ込んで確認する必要がある.どんなところが引っかかっているのか,何か心配なことがあるのか,不満なことがあったのか.患者から聞き出すことと,解決することはイコールではなく,聞き出したことを医師や看護師など多職種で共有することでその後の円滑な治療へと結びつく.

また,聞き出しながらどのように解決すればよいのかなどと考えると,傾聴することに集中できず,よけいに患者とのラポールが築けなくなってしまう.まず,しっかり患者の気持ちを受け止めることが大切である.

④まとめ

リハビリテーション職種は,医師や看護職とは異なり多くは担当制で入院中は連続したリハビリテーション介入を行うため,患者と関わる時間がたくさんある.しかし,早期離床,早期退院を目指す急性期病院に勤務していると,医師からの依頼にできるだけ沿うように,いかに効率よく患者を変化させるかに主眼が置かれてしまいがちである.前述したが,患者の疾患と病をいかにバランスよく解決,改善するかが理学療法士に必要な職務であると考える.患者を人としてとらえ,患者を勇気づけ患者のニーズに寄り添いながら治療を進めていくことが大切である.

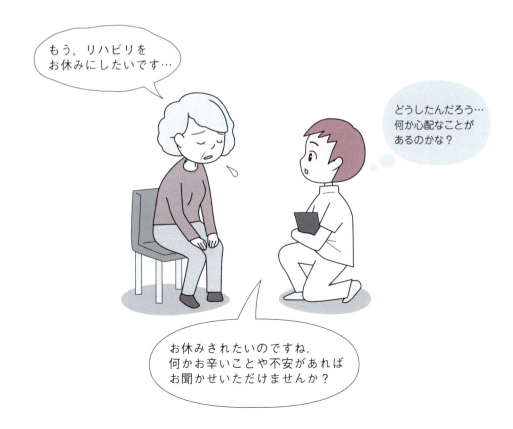

3 家族編

1 症例提示

患者家族 45歳の女性，患者（75歳，父）の一人娘．患者とは同居しておらず電車で30分くらいのところに居住．患者は妻70歳と同居．

状態 父親（患者）が大腿骨頸部骨折で入院．術後2週間が経過し今後はリハビリテーション目的の転院予定．歩行能力は改善を認め見守りで20m程度可能となっているが，やや認知的な問題も認め自立にはいたっていない．

状況 自分が疑問と思っているところは医師にもしっかりと疑問を告げることができる．また父親がよくなってほしいと強く思っている．しかし自分の仕事も忙しく，なかなか病院へ来て父親の様子は確認できない．久しぶりに来院をしてリハビリテーションの見学を行い，今後については自宅に退院をして在宅でリハビリテーションを受けながら回復を見守りたいとのことであった．

〈プロセスレコードは次のページ参照〉

2 分析・考察からみえたこと

①患者家族の気持ちを受け止めていなかった

もともと父親思いではあるが，自分の仕事も忙しく，なかなか病院にも来られていない．入院前の父親と比べると元気がなくなっており，このまま入院を続けると認知症になってしまうのではないかと非常に心配している．そのような現状を，担当理学療法士は把握できていなかった．また，娘さんの気持ちに寄り添い，どの部分が心配で，どのようになれば納得できるのかを把握するようなコミュニケーションは取らなかった．

②決まっている目標への固執・新たな視点の欠如

患者の状況を理学療法士のみの視点でしか評価できておらず，患者家族の提案を受け止めることをせず自分の主張を繰り返している．

入院前の生活状況や，患者の趣味，患者家族は自宅に退院をしたらどんなことをしたいのかなどを傾聴することで，自宅退院がかなわなかったとしても患者家族が納得できる介入を検討することができる．

3 家族編

プロセスレコード

1. **患者家族**：45歳，女性，事務職．父親が大腿骨頸部骨折で初めての入院となり，どうすれば父親がよくなるのかを心配している．
2. **再構成する場面**：患者の理学療法実施時（手術後2週間目，全身状態も落ち着いてきて見守りで20m歩行が可能となってきている）．
3. **再構成する理由**：今後の方向性で娘さんと意見の食い違いがある．
4. **展開**

相手	自分		自分の行動の分析・考察
相手の言動，状況	どう読みとったか，どう考えたか	自分の言動	
（リハビリの様子を見逃さないようにしっかり見守っている）——①	いつものように細かくチェックしているなぁ……．何だかやりづらいな．——②	少しずつお父さんも変化してきて，今日は20m見守りで歩行ができました．——③	①〜③どのような視点で娘さんがお父さんを見ているのかその視点を確認するよいチャンス．たとえば，「いつも熱心に見学されていますよね．どんなところをメモしているんですか？」のように，娘さんがどの部分を気にしているのかによって，その返答を③で行えばよかった．
（理学療法士の目をしっかり見ながら）父は，自宅に帰って自宅でリハビリを続けようと思っています．——④	えっ！？　今の状況で自宅に帰っても奥さんと二人暮らしだし介助量は多いし，難しいんだけどな．——⑤	もう少し体力の回復を待ってからがよいと思いますよ！！——⑥	④〜⑥突然の娘さんの発言のようだが，その思いをしっかり受け止めることが大切．
（引き続き理学療法士の目をしっかり見て）いえ，家にいた頃を考えると，少しぼーっとしてきていると思うんですよね．早く自宅に帰らなければ認知症になってしまうと思うんです．——⑦	いやいや……．今帰っても，それこそ奥さんの負荷も強くなって難しいに決まってるよ．——⑧	Bさんも一人で動ける範囲もまだ少ないですし，リハビリ目的に転院をすることをお勧めしたいのですが，いかがでしょうか？——⑨	⑦〜⑨娘さんの訴えを何とか変えて転院を理解してもらおうとしているが，話し合いは平行線となっている．
これ以上，入院して認知症が強くなったらどう責任をとるの？　私が連れて帰るから，医師にもそのように言ってください．——⑩	自分とやりとりしてもどうしようもない．担当医へ状況を伝えて，もう一度説明をしてもらおう．——⑪	そうですね．担当の医師に今のお話を伝えるようにします．——⑫	⑩〜⑫解決を図ることや，娘さんの思いを受け止めること，Bさんの現状を説明することなどすべてを放棄して話を終了させたいという気持ちからか，事務的な対応となっている． また，医師への説明を話の終着点としており，久しぶりに見学をしていただいた時間を有意義に活用できていない．

③話し合いの放棄と表現力の不足

患者やその家族と話し合いをすることは，前述したが病を知るうえではとても大切なプロセスになる．そこを避け，疾患のみにアプローチをするだけでは複雑な患者背景などには対応ができない．また，理学療法士がみずからの正当性を正面から伝えるだけでは，患者や家族に理学療法そのものを理解していただくことは困難である．

何のために今の治療を行っているのか，その治療は患者自身に必要なのか，そもそもその治療を患者は求めているのか．患者やその家族の気持ちを受け止めて，コミュニケーションを続けていくことが大切である．

④まとめ

患者の家族が，現況を理解できずにかけ離れたゴールを提示することはよくあることである．しかし，それを疾患やその障害から不可能と切り捨てることには注意が必要である．家族のその発言の裏にどんな思いがあるのか，そこを質問しながらコミュニケーションを取ることがよい関係をつくる一歩につながり，関係性を構築することで円滑な理学療法が展開できる．理学療法士は，患者や家族とのコミュニケーションが必須の職業である．

ワーク

①プロセスレコードを参考にして，相手（患者）と自分（理学療法士）の役割を決めて，やりとりをしよう．その際，理学療法士役の人は感情を入れずに淡々と受け答えをしてみよう．

②①と同様に役割を決めてやりとりをしてみよう．その際，理学療法士役の人は一つひとつ受け入れるように感情を込めて受け答えをしてみよう．

③①と②でどんな違いがあっただろうか．ディスカッションしてみよう．

理解度チェック

- □ プロセスレコードから患者の気持ちを理解できたか？
- □ 疾患（disease）と病（illness）を理解できたか？
- □ 治療について説明することの大切さを理解できたか？

参考文献

1) 長谷川雅美・白波瀬裕美：自己理解・対象理解を深めるプロセスレコード．日総研出版，2001．
2) 孫　大輔：対話する医療―人間全体を診て癒やすために．さくら舎，2018．
3) 大西弘高：価値に基づく診療．メディカル・サイエンス・インターナショナル，2016．
4) 斎藤清二：関係性の医療学―ナラティブ・ベイスド・メディスン．遠見書房，2014．

（薄　直宏）

第12章

医療安全のための
コミュニケーション

学修のねらい

・医療安全におけるコミュニケーションエラーを学ぶ．
・伝え方を理解する．
・受け方を理解する．

1 医療安全におけるコミュニケーション

　医療事故やインシデントの要因に，モノ，ヒト，情報，システムがあるが，ヒトに起因するものがヒューマンエラーにあたる．ヒューマンエラーとは，「システムの目標に対して，許容範囲を超えたヒトの行動・行為あるいは処置」と定義されている．さらにヒューマンエラーの一部にコミュニケーションによるエラーがある．

　医療安全でのコミュニケーションとは個人，部門，組織の間で行われる情報交換であり，関係するチームにとっての最も大切な生命線ともいえる．コミュニケーションエラーが原因の医療事故やインシデントは多い．コミュニケーションエラーとは，コミュニケーションを通じて伝わるべき情報が伝わらないか，もしくは誤って伝わるかのいずれかである．コミュニケーションエラーは医療事故の主因であるものの，効果的なコミュニケーションがチームや組織のあらゆる場面に浸透していれば，大きな予防効果が期待できる．コミュニケーションエラーをスキルベース，ルールベース，知識ベースの分類と情報の発信者と受信者の2つの軸より整理し（表12-1），本章では事例を通してコミュニケーションの分析とポイントを示す．

　有効なコミュニケーションの条件は，完全で，理解しやすく，簡潔でタイムリーであることがあげられている（表12-2）．自分の目線で一方的に情報を発信しても，満足な受信がない限りそれは効果的なコミュニケーションにはならない．双方が情報を伝達して，理解を共有することである．

表12-1　コミュニケーションエラーの分類
(文献2より引用)

	発信者	受信者
スキルベースのヒューマンエラー（うっかりミス）	報告し忘れ 不注意による間違い	見のがし，聞きのがし 見間違い，聞き間違い
ルールベースのヒューマンエラー（判断ミス）	伝わったと思った 伝えなくてもよいと思った	確認しなくてもよいと思った
知識ベースのヒューマンエラー（知識不足）	報告することを知らなかった 報告しなければ危険であることを感じ取る能力が低かった	違う意味に理解した

表12-2　効果的なコミュニケーションの条件
(文献1より引用)

完全である	関連したすべての情報を伝える 重要事項は省略せずに伝える
理解しやすい	誤解が生じないように明らかに理解されるような形で情報を伝達する
簡潔である	簡潔な方法で情報を伝える
タイムリーである	適切な時間に情報を提供・要請する 相互に伝達情報を確認する

1 チームステップス

医療安全において効果的に対応する方法に，チームステップスがある．「Team STEPPS」とは，Team Strategies and Tools to Enhance Performance and Patientの略語で，医療の成果と患者の安全を高めるためにチームで取り組む戦略と方法である．米国AHRQ（Agency for Healthcare and Quality：医療品質研究調査機構）が20年以上にわたり行ってきた医療におけるチームワーク研究の結果に基づき構築されたものである．

チームステップスはトレーニングツールの一つであり，「リーダーシップ」，「状況モニター」，「相互支援」，「コミュニケーション」のチーム医療の実践に必要な4つから成り立っている（図12-1）．自分自身の状況認識を，コミュニケーションを図ることで共通理解にすることができる．「察し合う」ことをやめ，「あいまいさ」を解消する．コミュニケーション力を高め相互支援し，リーダーシップを発揮することで，チーム力を高め，医療の質・患者安全へとつなぐ．またチームステップスにはほかにもいくつかのツールがあり，うまく使用することでエラーが防げる．チーム力を上げることで役割が十分に発揮でき，知識・態度・パフォーマンスの効果が期待できる（表12-3）．

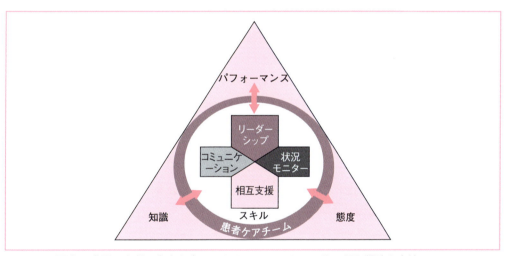

図12-1 医療の成果と患者の安全を高めるためにチームとして取り組む戦略と方法　（文献1より引用）

表12-3 チームステップスの実践能力とその内容　（文献1より引用）

実践能力	内容
コミュニケーション	正確な情報発信と受け取り側の確実な受領
リーダーシップ	目標達成のためにチームの方向性や活動に影響を与えるもの．すべての人が果たしうる役割
状況モニター	個人が状況や環境を積極的に観察し，その結果を意味付けして情報発信する
相互支援	メンバーに対する労務支援や，不適切な行動のフィードバック

2 状況の伝え方

1 症例提示

患者 90歳，男性．

状態 発症5日経過した左脳梗塞の右片麻痺患者．意識レベルI-1，コミュニケーションは良好で，麻痺はSIASの運動が4-3-4-4-3，感覚は軽度鈍麻であった．現在はベッドサイドで端座位練習，立位練習，移乗動作練習を中心に行っていた．これから歩行練習を積極的に行うプログラムに変更を予定していた患者であった．

状況 事前の看護記録では，食事摂取は8割程度（いつもは全量摂取）．午前11時頃に理学療法士がベッドサイドでのリハを行うために病室（個室）を訪れた．いつもより元気のない様子で刺激を入れないと傾眠傾向であった．バイタルサインは正常範囲，右上肢の麻痺のテストを行うとSIASで2-2であった．再梗塞の可能性があると思われるが，なかなか看護師に理学療法士の考えを伝えられなかった．

臨床場面で，理学療法士が伝えたい主張を適切に表現できていない状況をみかけることがある．この症例は特に緊急性が高く，主張を端的に伝える必要があったため，この場面を取り上げた．

2 分析・考察からみえたこと（SBARに基づく分析）

緊急事態の際，長々と患者の背景や経緯を話しても重要性は伝わらない．まずは，緊急性のある「状況」を第一に説明をすることが大切である．「患者に今，何が起こっているか」，この最初の一言で，その後の満足できる会話が成立するかどうかが決まるといっても過言ではない．その後に，これまでの「背景」など，現状と関係のある状況について説明する．さらに自分の「考察」や「提案」を付け加えることで本当の意味での状況伝達が簡潔する．これをSBARという．SBARとは，報告において必要な要素〔(Situation（患者の状態），Background（患者の背景・臨床経過），Assessment（評価），Recommendation and request（提案と依頼）〕の頭文字を取ったものである（図12-2）．

Situation（状況）：患者に何が起こっているか？

Background（背景）：臨床的背景と状況は何か？

Assessment（評価）：何が問題だと思うか？

Recommendation and Request（提案と依頼）：それを解決するには何をすればよいか？

図12-2 SBAR：確実な情報交換のための戦略 （文献1より引用）

プロセスレコード

1. 看護師　　　　：経験10年目の看護師．
2. 再構成する場面：ベッドサイドでの理学療法の場面．
3. 再構成する理由：いつもより状態が悪く，リハビリテーションができるかどうかわからない状態であったため．
4. 展開

相手	自分		自分の行動の分析・考察
相手の言動，状況	どう読みとったか，どう考えたか	自分の言動	
	（もしかして気のせいかもしれないが，再梗塞の可能性もあるので，看護師に連絡をしよう）──②	（ナースコールで担当看護師にベッドサイドまで来てもらう）──③	
どうしましたか？──①		Aさんなのですが，いつもと様子が違って元気がないのです．──④	①〜④：ベッドサイドでの印象と検査で再梗塞があるかもしれないのに，自信がなくあいまいな表現をした．具体的な所見を伝える必要があった．
そうなんですね．そういえば，夜勤の看護師から昨日は検査続きで疲れていた，そして夜もなかなか寝付くことができず，睡眠時間が少なかったと申し送りがあったので，おそらく調子がよくないのではないでしょうか？　バイタルも安定していたんですよね．──⑤	（たしかに看護師の言うとおりかもしれない）──⑥	はい，バイタルは安定しています．昨晩は，そのような様子だったのですね．でも右手も挙がりにくいのですが……．──⑦	⑤〜⑦：昨日の様子を聞いて，再梗塞である考えがさらに揺らいでしまった．状況に対する自分の考えを全く伝えていない．
やはり，寝不足が原因ではないのですか？──⑧	（とりあえず，午前中はリハを休みとしておこう）──⑨	やはりそうかもしれないですね．午前中はリハを休みにします．医師にこのことを伝えておきます．──⑩	⑧〜⑩：この時点で，背景と状況をどう捉えたか，また相手に伝えたい提案をするべきであった．
はい．わかりました．お願いします．			

提示症例について，SBARに基づく報告例を示す．

S（状況）：○○さんが意識レベルⅡ-10で，刺激を入れないと傾眠してしまいます．上肢の挙上が困難で，麻痺が悪化しています．

B（背景）：昨日までは意識清明で，両手の挙上も可能でした．明らかに違います．

A（評価）：再梗塞の可能性があります．

R（提案と評価）：医師に診察をしてもらうべきです．

3 指示の受け方

1 症例提示

患者 90歳，女性．

状態 整形外科にて，大腿骨頸部骨折のγネイルの術後である．術直後には少し様子をみてから荷重をかけていくとのこと．平行棒内で免荷歩行練習を実施している．

状況 朝8時30分，理学療法士がナースステーションで，今日1日の患者情報を収集中．整形外科の担当医から声をかけられる．X線写真の様子をみて，担当医から「1/3荷重に進めてください」と口頭で話があった．他の看護師と話をしていたため，いったん会話を中断して医師と会話をした．リハを行おうとしたときに，理学療法士は体重の1/2から荷重をかけようとしたが，患者から「先生は1/3とかなんとかいっていましたけど……」との発言あり．確認をしたところ1/3荷重の指示であった．

プロセスレコード

1. 医師 ：整形外科担当医．
2. 再構成する場面：ナースステーションで，医師の指示を口頭で受ける．
3. 再構成する理由：荷重の指示を聞き間違えたため．
4. 展開

相手	自分		自分の行動の分析・考察
相手の言動，状況	どう読みとったか，どう考えたか	自分の言動	
	（ナースステーションで情報収集中）	（看護師と話をしている最中）	朝の申し送り後であり，夜勤の看護師もまだいる中，たくさんのスタッフがいてざわざわしている．
○○さん，担当患者のAさん，X線写真を確認したので荷重を完全免荷から1/3荷重に上げてほしいけどいいかな．——①	1/2か1/3か聞き取りづらかったけど，たしかこの患者は順調で念のために荷重を制限していたのだった．おそらく1/2だろう．看護師さんとの話を続けなくちゃ．——②	（そのまま後ろを振り向いて先生の指示を聞き）わかりました．——③	①〜③：順調な患者であるという思い込みがあった．まず看護師に，医師から声をかけられたので，いったん医師と話をしていいですかと断りを入れる．
		今日の午前中のリハビリから荷重をアップしますね．——④	④：医師との会話ではメモを取り，復唱することが大切．まずは，「担当患者Aさんのことですね」と復唱．荷重はメモを見ながら「1/3荷重に変更ですね．変更後の荷重は今日の午前からのリハで開始してよろしいでしょうか」と，確認を取る．
じゃあ，お願いします．		（また看護師との話に戻る）	
		（今日は1/2荷重から始めよう）	

2 分析・考察から考えたこと

これは，スキルベース由来のヒューマンエラーで，聞き間違いの事例である．まず環境を整え，しっかり確認できるコミュニケーションが必要である．

指示や申し送りのときに，復唱という行為は現状でも行われているが，確実に行うためには，ループが閉じられたコミュニケーションを推奨している（図12-2）．

ループが閉じられたコミュニケーションとは，送り手からの情報発信（これをお願いします），受け手による受信と確認の返答（はい，わかりました）にとどまることなく，最終的に送り手が情報伝達の再確認を行うことで，会話のループを閉じることである．一見面倒なようにみえるが，実は復唱の実行によってコミュニケーションが確実となり，情報の伝達ミスが激減するばかりでなく，チーム内での連携も深めることができる有効な手法である．

この症例を，図12-2を参考にみてみよう．

①まずは看護師に，少しだけ医師と話をしてよいかと断りを入れる．
②あらためて医師との会話を行う．
③医師から指示を受けた場合は，メモを取る．メモを確認しながら，「はい」だけではなく，「1/3荷重で進めます」など具体的な言葉で復唱する．いつからと指示がなければ，開始のタイミングを確認する．この場合は，「1/3荷重に変更ですね．いつから変更をしますか？」（もしくは「今日から変更してよろしいでしょうか？」）と確認を取る．
④最後に，「それでいいです」「お願いします」などの言葉を付け加えることが大事である．
　これによって，情報伝達の確実さは格段に向上する．医師にカルテへの記録を依頼する，または指示を受けたことをカルテに記録する．

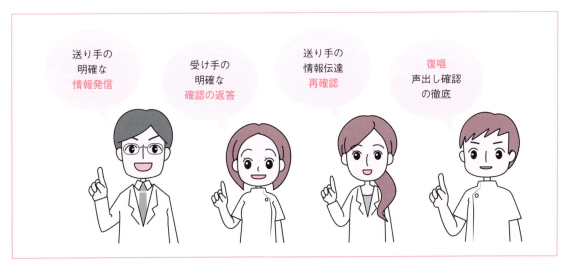

図12-2　申し送り時の復唱

医療現場での報告・連絡・相談の工夫

医療現場の場合，報告・連絡・相談が組み合わされ，しかもすぐに行動を起こさなくてはならないこともある．急なときでもあわてずに対応するためのツールがあるので紹介をする．

①CUS（カス）

CUSとは患者の安全が脅かされていると感じたら，次のように自分が危険を感じているということをはっきりと言葉にして伝え，誤ったことが実施されてしまわないようにする対応のことである．

C	I am concerned	私は心配だ
U	I am uncomfortable	私は不安だ
S	This is safety issue	安全上問題がある

例：後輩理学療法士は治療台で片麻痺患者に対して座位練習をしていたが，練習の途中で打腱器を取りに行った．同室で別患者のリハを行っていた先輩理学療法士が転落の危険を感じ，後輩理学療法士にCUSの手法を用いて話しかけた．

C：（私は心配だ）私は，患者が1人になってしまっていることが心配です．
U：（私は不安だ）私は，患者の座位が不安定であるため不安です．
S：（安全上問題がある）患者が床に頭から転落する危険があります．

②2チャレンジルール（ツー）

2チャレンジルールとは，患者の安全のために，自分の気づきや考えを最低2回は発信するというルールである．

- 重要な安全義務違反を感じたり発見したりした場合に，とりあえず活動を中断させるために繰り返しアピールする
- 緊急対処が必要であるにもかかわらず，最初の提案が無視され行われるべき議論がなされない場合に，自分の責任で最低2回は意見を主張する
- 相手は必ず対応しなくてはいけない
- 対応に満足できない場合は，より強いアクションを起こすか，指導者に相談する
- 相手の過ちを指摘するのではなく，相手が気づいていない情報を提供し，正しい判断を促す業務支援ツールであることをよく理解しておく

例：大腿骨頸部骨折術後，ベッド上で関節可動域練習中に会話していた患者が急に眼を閉じて，刺激をしないと開眼しない状態になった．ただちに担当医師に電話をして状況を伝えた．

PT：○○さんが，ベッドサイドで関節可動域練習中に意識レベルがⅡ-10に低下しました．

すぐに診察をお願いします．

　Dr：もともと元気がない患者だから眠いだけだよ．経過観察で大丈夫だよ．

　PT：先生，やはり，〇〇さんがベッドサイドで関節可動域練習中に意識レベルがⅡ-10に低下しました．すぐに診察をお願いします．

③ハンドオフ（引き継ぎ）

　日々頻繁に行われる申し送り場面では，情報が確実に伝わらなかったことによる引き継ぎミスが発生しやすい．申し送りは，ケアの引き継ぎに権限と責任をもって，適時に適切な情報をやり取りする伝達方法であり，質問や確認によって不明な点を明確にする機会でもある．

　　適切な方法を正確に受け渡す責任を自覚する
　　情報伝達の不確実性を理解し，申し送りチェックリストや情報端末を利用する
　　「これくらいは言わなくてもわかっているだろう」とは考えず，重要事項は具体的に表現する
　　伝達終了後復唱を行い，理解が共有されたことを相互で確認する
　　相手に不明な点を明確にする機会を与える

④ I PASS the BATON
（アイ　パス　ザ　バトン）

　患者のケアの引継ぎの際に，情報交換の精度を向上させる方法の一つである．

Introduction	自己紹介（氏名と役割）
Patient	患者氏名，年齢，性別，所属
Assessment	主訴，バイタルサイン，問題徴候，診断
Situation	現在の状況，変化，治療後の反応
Safety	危険な検査結果の有無，危険信号
the		
Background	患者背景，既往歴，服薬状況，家族歴
Action	どのようなことが行われ，何が必要とされているのか
Timing	緊急度合
Ownership	責任者は誰なのか
Next	予想される変化は

⑤まとめ

　医療現場では，短時間で対応しなくてはいけないことが多い．新人の場合，先輩に質問する前に自分で調べなくてはいけないという思いが先行し，結局聴けないまま行動し，結果的に医療安全のみならず，さまざまな不具合が生じてしまうことがある．

　院内コミュニケーションの風土としては，お互いに短時間でわかりやすく教えることが必要である．教える・教わるの関係の中で，相手の理解度や能力を推察し，どんなリスクがあるのか，どんな間違いがあるのか，必要に応じて短時間で教育的な話し方で伝える．新人側はわからないことを尋ねることも必要であるし，先輩側はわからないことをすぐに聞ける雰囲気をつくり上げることが必要である．

　コミュニケーションを取るために行動を起こすことは，多大な努力を伴うことを自覚し，相手に感謝の言葉を述べることが大切である．

グループワーク

① 2グループに分かれ，伝言ゲームをしよう．
② どれだけ速く，正確に伝わったか確認してみよう．

理解度チェック

- ☐ 医療安全におけるコミュニケーションエラーを理解できたか？
- ☐ 伝え方を理解できたか？
- ☐ 受け方を理解できたか？

参考文献

1) 東京慈恵会医科大学附属病院医療安全部：チームステップス（日本版）医療安全．メジカルビュー社，2012.
2) 嶋森好子・任　和子：医療安全とリスクマネジメント．ヌーヴェルヒロカワ，2010.

（新井和博）

第13章

クレーム対応の
コミュニケーション

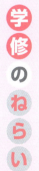

- クレームについて理解する．
- 報告の方法について理解する．
- 振り返りを自分でできるようになる．

1 クレームとは

　クレーム (claim) とは，「（証拠なしに○○が本当であると）主張する，断言する」，「（当然のこととして）○○を要求する，○○を求める」という意味がある．

　コンプレイン (complain) とは，不満（苦情・不平）を言う，文句を言う意味である．またコンプレインには，（病状や痛みを）訴えるという意味も含まれている（図13-1）．

　言葉の定義も重要ではあるが，一番大切なことは患者のもっている不満を理解し，問題が発生すれば迅速に対応することである．

　劇作家であり大阪大学コミュニケーションデザインセンター客員教授の平田オリザ氏は医療コミュニケーションについて次のように述べている[1]．

　いま，医療コミュニケーションの問題で取り上げられる多くの事象は，はっきりとしたコミュニケーション不全やハラスメント，あるいはインフォームド・コンセント（医師の説明責任や患者さんとの合意形成）の問題などが主流である．ただ，本当に大事なことは，そして一般社会でもっとも多いのは「言い出しかねて」「言いあぐねて」といった部分なのではないか．

　このように，「あのとき先生には言えなかった」と患者に思われないように患者と同じ目線で話せる関係性を構築することが，クレームを防ぐために最も重要なことである．

　患者と医療者の間には知識的な格差が存在する．しかし，患者は何もわかっておらず医療者側だけがわかっていると決めつけてコミュニケーションを展開することがクレームにつながることもある．謙虚に患者と向き合う姿勢が患者とのコミュニケーションでは大切である．

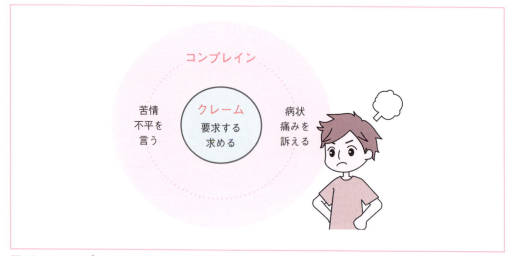

図13-1　コンプレインとクレームの関係

2 ケーススタディ

1 症例提示

患者 65歳の女性．専業主婦で夫と2人暮らし．

状態 脳梗塞片麻痺で下肢BRS Ⅳ．歩行時には短下肢装具を着用して歩行していたが，歩行時に膝折れが出現する．移動の自立はしておらず夫の介助が必要．

膝折れに対して，医師に相談し短下肢装具を作製したが，医師の説明が少なく完成した装具がイメージしたものとは違い，困惑している．

状況 脳梗塞発症後，院内では軽度介助で歩行は可能であった．回復期リハビリテーション病院への転院予定であったが本人と夫の希望により自宅へ退院となった．退院後は積極的なリハビリテーション介入がなく歩行能力が低下した．

本人の性格 自分の意見を言うタイプではなく，他人の意見に同調しやすい．積極的に何かを実施する感じではない．脳梗塞発症前は，主婦として家事全般を1人で行っていた．

夫の性格 亭主関白で，家のことは患者である妻に任せていた．妻が入院したことで普段の生活が成り立たずに困惑している．妻には早くよくなってほしいが，自分が妻を介助したり，家事を行ったりするイメージはつくれていない．

〈プロセスレコードは次のページ参照〉

2 分析・考察からみえたこと

①患者や患者家族の気持ちを受け止めていなかった

患者や患者家族のクレームは，直接的なものと，今回のプロセスレコードのようにある対応がきっかけで浮き彫りなるものの2種類に分けられる．

理学療法士に対するクレームは，筆者の臨床20年の経験からも医師や看護師など他職種と比較しても圧倒的に少ない．少ない要因としては，患者との関わりの多さがあげられる．入院中はおおむね理学療法士は担当制で，1日の中でも他職種と比較すると患者と関わる時間が長い．また，患者も理学療法士もお互いによい関係性を構築することが機能回復につながると考えている．良好な関係を築くことができていればクレームは発生しなくなる．

今回のプロセスレコードの事例では，理学療法士そのものに問題はなかったが潜在的な問題が浮き彫りになり，クレームにつながった．初めは小さな火種でも早い段階で察知し関係者で共有することが重要である．

プロセスレコード

1. **患者**：65歳，女性，専業主婦，脳梗塞発症で入院し症状が安定し自宅退院．外来時に夫が歩行困難を主治医に訴え外来介入となっている．
2. **再構成する場面**：患者の理学療法実施時（外来3回目，同日短下肢装具が完成し装着して歩行練習予定）．
3. **再構成する理由**：患者から装具への不満があったため（イメージしていた装具とは異なり，困惑している）．
4. **展開**

相手	自分		自分の行動の分析・考察
相手の言動，状況	どう読みとったか，どう考えたか	自分の言動	
（患者夫からの訴え，理学療法士の目をしっかり見据えて）先ほど，装具屋さんから装具を受け取ったんだけど，これじゃあ一人で付けることも難しいし，これで歩くことも考えられないよ．——①	この装具については，何度も医師から説明があったはずなんだけど……．わからなかったのかな？——②	（患者夫の目を見ながら）この装具は膝折れしないために必要なもので，先生から説明あったと思うんですけど．——③	①～③患者や患者家族からの突然の訴えは理学療法士をしていれば必ずある．このような機会をどう捉えるかで患者との関係性は変わってくる．
説明はあったよ，膝がかくっとなって転んで骨折しても大変だしね．ただこれを日常的に付けて生活するんでしょ？——④	何度も話はしてきたつもりなんだけど，理解していないのかな．——⑤	そうですね．普段の生活で転倒すると骨折する可能性はありますね．——⑥	④～⑥ここでも装具のメリットの話をしているが夫との前提がそもそもずれており解決に結びついていない．
これ，1人で付けられると思う？——⑥ （患者本人）難しいと思う．——⑦	どうしよう……．——⑧	まずは，付けられるかどうかやってみましょう．——⑨	⑥～⑫解決する方法を理学療法士なりに模索をしているが，夫の思いを受け止めていない．
（患者夫）いやいや，そうじゃなくって，普段の生活もままならない様子なんだよ．——⑩	患者さんが一人で生活するのが難しいのはわかっていたはずだし，自宅に帰るのもお二人で決めたことじゃなかったっけ？——⑪	そうですか，自宅へ帰ることはお二人で決められたことですし，装具もサポートしていただけると歩行につながると思うんですが．——⑫	
あなたじゃ，話にならないね．上司を呼んでもらえるかな？　もしくは，先生（担当医）を呼んでほしいんだけど．——⑬	困った……．どうしよう，きちんと説明したつもりなんだけど……．——⑭	わかりました……．少しお待ちください……．——⑮	⑬～⑮もともとの問題が浮き彫りになり，理学療法士一人での解決が困難な状況となる．そうなった場合には早急に上司に対応を依頼することが重要である． 理学療法士の対応が不十分であったことに由来するクレームではないが，病院スタッフの一人としての対応も必要である．装具の対応について謝罪をしてから上司に対応を代わってもらうワンクッションがあってもよかったと思う．

②準備をしていない中での対応

　クレームは突然のタイミングで訪れる．理学療法士は当然クレームの下準備をして対応をしているわけではない．一瞬で患者の意図を読み適切な対応をするが，「会心の一撃で患者の訴えを一蹴する」ことが解決ではない．まずは，クレームを受け止め患者自身や家族が何を話したいのかしっかりと確認をすることが大切である．ひるまず，おそれず自分のできる範囲で謙虚に対応をする．

相手の訴えがわからなければ，あらためて「今おっしゃったことは○○と理解してもよろしいでしょうか？」など患者の言葉の意味と自分の理解が離れないように寄り添うコミュニケーションが重要である．

③自分自身でどこまで対応ができるのか

今回の患者の最後の訴えは，「上司を呼んでほしい」で終わっている．役職者でない場合には，どこまで自分で対応するのか理解する必要がある．

患者自身が，補償などを求めてきた場合にはそのクレームの内容にもよるが早急に上司や役職者に相談するか対応を代わってもらう必要がある．「自分ではわからないので上司を呼んできます」と対応を代わることは，何も恥ずかしいことではない．

④まとめ

前述したように，理学療法士と患者との関係性は往々にして深くなりやすい．そのため患者は，理学療法士に医師や病棟についての不満，食事がおいしくないことなどを伝えやすくなる．

今回プロセスレコードに記載した例についても，入院中の治療場面で医師に対する不満があったのかもしれない．それを聴き漏らさず，先輩や上司に報告し，カルテに記載して他職種と共有する．問題を一人で抱えていても解決しないことを理解したうえで臨床業務を行うことが重要である．

3 報告と振り返り

1 報告

　クレームに対する報告は，第一に上司（科長，室長，技士長）に対し速やかに一報を入れる．上司は対象となる患者や患者家族に対してクレームの現状を把握したうえで，場所を移して引き続き対応をするのか，関係各所と内容を協議してあらためて話し合いの場を設定するのかの判断を行う．

　そのため上司への報告は，事実を正確かつ簡潔に伝える必要がある．あわせて報告内容がクレームである場合には速やかな対応が必要である．以下に，報告を漏れなく伝えるための5W2Hを記載する．

　5W2H：When（いつ），Where（どこで），Who（誰が），What（何を），Why（なぜ），How（どのように），How much（どのくらい）

　報告例：「先ほどリハ室でAさんの旦那さんから，作製した装具は必要ないと憤慨しながらお話がありました．今の状態では使用しても歩行は難しいと思うし，本人も一人では装着が困難だとのことです．また，上司や医師を呼んでほしいとのことでした」

　突然のクレームに対して，落ち着いて理路整然とした対応をすることは難しい．報告として記載をしたが通常業務であれば「連絡」や「相談」を他職種や上司・先輩と行うことが業務を円滑に遂行するうえで大切である．

　連絡例：「昨日の訓練介入時ですが，Aさんの旦那さんが自宅退院か転院かで悩んでいました．今の妻の状態では毎日の介護が難しいと話をされていました」

　日々の業務で報告・連絡・相談をどのタイミングで行うのかも大切であるが，感じたことや臨床のささいなことを上司や先輩と気軽に話せる関係をつくることも，大切なコミュニケーションである．

2 振り返り

　起こった出来事の本質に気づくために振り返りを行うことは非常に重要である．日常よくある振り返りは自分自身の行為のみに焦点を合わせる振り返りである．私たち理学療法士は，患者，患者家族や多職種とより深く関わる専門職である．自分にのみ焦点を合わせた振り返りから，振り返りの対象を広げていく必要がある．

　オランダの教育学者であるフレット・コルトハーヘン[2]は，図13-2に示すように①行為（action）→②行為の振り返り（looking back on the action）→③本質的な諸相への気づき（awareness of essential aspects）→④行為の選択肢の拡大（creating alternative methods of action）→⑤試み（trial）とした振り返りのプロセスを説明するALACT（アラクト）モデルを提唱している．

コルブの経験学習モデルでは，①実践→②経験→③省察→④概念化の4つのプロセスが提唱されている．しかし振り返りの詳細は明確ではない．図13-2に示すように，②→③→④とより振り返りの内容が明確となっている．また②行為の振り返りに際して8つの問いを提示している（表13-1）．自分への振り返りと合わせて相手（患者や患者家族など）の2方向からの振り返りを行うことで本質へとつながる振り返りになる．

また教育学者である上條[3]は，

コルトハーヘンは「一般に教育実習生や若い教師は『行為の振り返り』から『行為の選択肢の拡大』へ飛んでしまう．安易な『反省』をして次の新しい技術に走りがちである」という事実を指摘する．

と述べている．8つの問いを踏まえず，自分だけの振り返りでは不十分である．少し時間はかかるものの，図13-1，表13-1を踏まえ本質に気づける振り返りを行うことでクレームが次につながる経験になる．

最後に，問題解決のシステムについて，システム科学者のラッセル L.エイコフ[4]は，

問題は解かれたままにとどまってはおらず，しかも解決策は新しい問題を生み出すので，問題解決システムには単に問題を解決する能力のみが必要とされるだけではなく，適用された解決策を維持し，あるいは制御する能力と，次の問題が起こるときあるいは起こる前にそれを発見する能力が必要とされる．これらの機能に加えて，問題解決システムにはこのような機能を果たすために必要とされる情報を提供することができなければならない．

と述べている．組織としてクレームの対応を行うことで効果的な問題解決になる．クレームは，大きな意味のある出来事である．

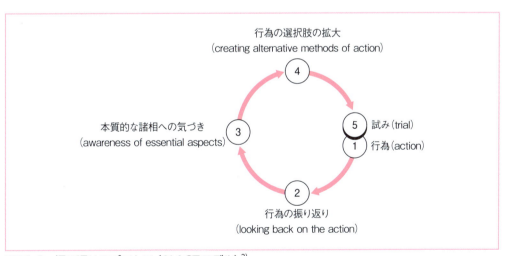

図13-2 振り返りのプロセス（ALACTモデル）[2]

表13-1 本質的な諸相への気づきを促す8つの問い[2]

	自分	相手
行動 (doing)	1. 私は何をした？	5. 相手は何をした？
思考 (thinking)	2. 私は何を考えていた？	6. 相手は何を考えていた？
感情 (feeling)	3. 私はどう感じた？	7. 相手はどう感じた？
欲求 (wanting)	4. 私は何を望んだ？	8. 相手は何を望んでいた？

グループワーク

①プロセスレコードを参考にして，相手（患者）と自分（理学療法士）の役割を決めて，やりとりをしよう．その際，理学療法士役の人は感情を入れずに淡々と受け答えをしてみよう．

②①と同様に役割を決めてやりとりをしてみよう．その際，理学療法士役の人は一つひとつ受け入れるように感情を込めて受け答えをしてみよう．

③①と②でどんな違いがあっただろうか．ディスカッションしてみよう．

理解度チェック

- □ 理学療法の臨床でクレームがあることを理解できたか？
- □ 報告の大切さと，日々のコミュニケーションの重要性を理解できたか？
- □ 振り返りをする際，他者の視点が大切であることを理解できたか？

参考文献

1) 平田オリザ：わかりあえないことから．p137，講談社現代新書，2012．
2) F.コルトハーヘン（武田信子監訳）：教師教育学―理論と実践をつなぐリアリスティク・アプローチ．pp53-170．学文社，2012．
3) 上條晴夫：教師教育におけるリフレクション養成の具体的技法の研究開発―F.コルトハーヘンの「省察モデル」を中心に．東北福祉大学研究紀要，36：179-192，2012．
4) ラッセル L.エイコフ（川瀬武志，辻新六共訳）：問題解決のアート．p234，建帛社，1983．（RUSSELL L. ACKOFF：THE ART OF PROBLEM SOLVING. John Wiley & Sons,Inc,1978）．

（薄　直宏）

第14章

ミーティングのための
コミュニケーション

- ミーティングの目的と過程を理解する．
- ミーティングの内容に合わせた発言ができる．
- 相手を攻撃したり，自分を抑えつけたりせずに発言ができる．

1 ミーティングでのコミュニケーション

　ミーティングとは，適時，柔軟に行われる会合で，6～10人程度の規模で行われる．ミーティングの目的は，課題解決，意見・意思の統一，情報収集・周知，業務実行・推進などさまざまである．これらの目的を達成するためには，図14-1のとおり，種類とそれに合わせたステップに沿って行う必要がある．ミーティングの参加者は，自分が参加する会議がどの種類の会議で，どのステップにいるかを把握している必要がある．

　種類としては，報告・情報収集・承認・方針検討・課題解決がある．以下にミーティングに参加する際の心がけを述べる．

①自分の意見を述べることができる

　ミーティングでは，自分の意見を述べることが大切である．上司や先輩の期待する答えを発言するのではなく，自分の置かれた立場からの意見をしっかり述べることに意味がある．また，わからないときはわからないと言えることも大切である．「わからない」という情報から，参加している全員がまだ内容を理解していないことが共有でき，ステップを安易に進めずにていねいなミーティングを行うことができる．

②話がぶれているときは勇気を出して声をかけてみる

　ミーティングでは，目的から外れた話し合いになることはまれではない．たとえば，原因の分析をしているときに，いつの間にか，ある一つの原因の解決策の話になるなどである．夢中になればなるほど，司会をしている上司や発言している先輩も，本来の目的を忘れてしまうことがある．「今は原因分析の話し合いではないでしょうか」と勇気を出して声をかけてみよう．

種類＼ステップ	導入	ステップ1	ステップ2	ステップ3	ステップ4	ステップ5	ステップ6	まとめ
報告	終了状態と進め方確認	報告	Q&A					決定事項確認
情報収集	終了状態と進め方確認	背景説明	ほしい情報の枠組み提示	ヒアリング				決定事項確認
承認	終了状態と進め方確認	承認依頼事項の明示	承認事項説明	Q&A	承認判断			決定事項確認
方針検討	終了状態と進め方確認	背景説明	選択肢の洗い出し	絞り込み基準の合意	評価・取捨選択			決定事項確認
課題解決	終了状態と進め方確認	事象の確認	困りごとの確認	原因の分析	解決策の洗い出し	絞り込み基準の合意	評価・取捨選択	決定事項確認

図14-1　会議の目的別プロセスチャート[1]

2 コンテキスト（文脈）とコンテンツ（内容）の関係

　コンテキストとは，状況・背景のことである．状況・背景から生まれる文脈を把握することで，その打ち合わせが何を意図としているのかをしっかりとらえることができる．コンテンツとは，内容のことである．内容を把握することで，その課題の解決や目標に進むために必要な項目は何かを明確にすることができる．理学療法士などの同職種であれば，多くを語らずとも文脈から言いたいことが伝わるが，看護師などの他職種や人数の多いミーティングでは，それらを察するには限界があり，発信力が大切になる．ミーティングの目的や伝えたい意図，目指したい結果のイメージなどをしっかり伝える必要がある．

　コンテキストを意識することがとても大切である．学生や新人は，この打ち合わせが何のために行われており，何を得るためのものかをしっかり意識することも大切である．

【課題解決を意識した会話例】

　状況：患者のベッド脇の壁にADL状態がわかるホワイトボードを掲示．PTとNsで，どのような内容を掲示したらよいかの打ち合わせ．
　参加者4名：先輩PT，後輩PT，先輩Ns，後輩Ns．

例1

先輩PT　今日は，私が司会をします．では，どのようなADLを掲示するか，方針の検討を行いましょう．
参加者　はい，わかりました．
先輩PT　PTとOTによって獲得されたADLを掲示しましょう．患者の最高の能力を意識でき，効率のよいリハビリテーションが展開できると思います．
先輩Ns　病棟としては，安全で夜中でも自立してできるADLを掲示したほうがいいと思います．
先輩PT　それでは，患者の動作能力の改善を遅くしてしまいます．
後輩Ns　PTの言うADLでは，危険なので見守りが増え，看護師の手がいくらあっても足りません．
先輩PT　見守りも立派な看護じゃないですか！
後輩Ns　んー．それはそうなのですけど．
先輩PT　後輩PTさん，最高能力を意識したADLがいいですよね．
後輩PT　は，はい．
先輩PT　看護サイドも「できるADL」を掲示していくことでいいですね．
先輩Ns　んー．わかりました．
先輩PT　それでは，PT・OTで獲得された「できるADL」を掲示していく方針でいきます．

例 2

先輩PT	今日は私が司会をしたいと思いますがよろしいでしょうか？
参加者	はい，お願いします．
先輩PT	では，予定どおりどのようなADLを掲示するかの検討でよろしいでしょうか？——①
参加者	はい．いいです．
先輩PT	そもそも何のためにADLを掲示しなければならないか説明できる方はいますか？——②
先輩Ns	はい．患者に関わるスタッフがADLを視覚的に確認できる方法が必要ではないかという意見が出たからです．
先輩PT	ありがとうございます．スタッフでADLを確認する必要が出たということですね．どうしてスタッフがADLを確認する必要性が生じたのでしょうか？——③
後輩Ns	最近，病棟で転倒が増えてきて困っているのです．
先輩PT	なるほど．転倒が増えたので，スタッフが患者のADLについて共通認識をもてるようにしたいということですね．
先輩Ns	そうです．
先輩PT	困りごとはほかにないですか？——④
先輩Ns	ありません．
先輩PT	転倒が問題になりましたが，転倒の原因になっているものは何ですか？——⑤
先輩Ns	リハの練習中に行っている歩行レベルで歩行する患者が増えてきているからです．
先輩PT	ほかにはないですか？
先輩Ns	今のところないです．
先輩PT	解決策はどのようなことがあるのでしょうか？——⑥
後輩PT	病棟ステーションに患者ADL表を作るのはどうですか？
先輩PT	ほかにないですか？
先輩Ns	ベッドのそばに患者ごとのADL表を貼るのはどうですか？
先輩PT	なるほど，ベッドのそばにADL表を貼ることですね．解決策は2つになりました．ほかにはないですか？
後輩PT	ないと思います．
先輩PT	では，どの案がよいと思いますか？
先輩Ns	案の前に，決める基準で何が重要かを話し合うことが大切ではないですか？——⑦
後輩PT	そうですね．
先輩PT	では，今回は何が重要なポイントだと思いますか？
後輩Ns	ベッドサイドに行った時点での安全なADLだと思います．
先輩PT	なるほど，ほかにはありますか？
参加者	いいと思います．
先輩PT	となると，ベッドサイドに表を貼ることだと思いますが．——⑧
参加者	はい，そのとおりだと思います．
先輩PT	ADLを掲示する方法を考えていきましょう．
後輩PT	（ADLを掲示する方法？　ADLはそもそもどのようにカテゴリー分けされているかわからないな？）

後輩PT	掲示方法の話に進む前に，ADLはどのように分けることができるのですか？——⑨
先輩PT	そうですね．たしかにADLの分け方を示さないと具体的な掲示方法を決めることができないですね．どなたか説明できる方はいますか？
後輩Ns	はい，できます．ADLには2つの視点があり，訓練時のADLが「できるADL」，実生活に即したADLが「しているADL」と使い分けています．
後輩PT	ありがとうございました．
先輩PT	では，掲示するADLはどのような内容がいいと思いますか？
後輩PT	最初は，回復を最大限促すために「できるADL」がいいと思っていました．けれども，看護師より背景やADLのカテゴリーも説明してもらい，この場合はやはり「しているADL」で進めるのがいいと思います．
先輩PT	皆様，意見はありますでしょうか？
先輩Ns	特にありません．
先輩PT	では，しているADLを掲示していくことに決まりました．終わります．
後輩PT	ちょっと待ってください．これまでに何が話されたかを確認してもいいでしょうか？
先輩PT	はい．
後輩PT	この後は具体的にどのように進むのですか？　誰が何をすればいいでしょうか？——⑩
先輩PT	……．——⑪ では，私が明日の病院全体会議で報告します．掲示する項目の具体案を，後輩PTさんと後輩Nsさんで1週間後までに作成してもらえますか？
参加者	了解しました．
後輩PT	ではさっそく準備します．

解 釈

導　入	①まずは，会議開始の確認時に，わからないことがあればしっかり確認をする．
ステップ1	②今回の会議のきっかけを話してもらう
ステップ2	③困りごとの確認．ベテランの意見よりも若手のセラピストの意見は大切．これが問題点のポイントなるので重要
	④意見を発散させる．意見がほかにはないか，出尽くすまで意見を出すことが重要（常にほかにはないか，考えるクセをつける）
ステップ3	⑤原因の分析
ステップ4	⑥解決策の洗い出し
ステップ5	⑦意見を収束させる．絞り込みの基準
ステップ6	⑧評価・取捨選択
	⑨策を具体化させる
ステップ7	⑩これまでの話をまとめる
まとめ	⑪これから，誰が何をいつまでやるかを確認する

3 発言の仕方

1　相手と自分の両方を尊重した発言方法

　アサーションとはコミュニケーション技法の一つで,「人は誰でも自分の意思や要求を表明する権利がある」との立場に基づく適切な自己表現のことである.トレーニングを通じて,お互いを尊重しながら率直に自己表現できるようになることを目指す.威圧的な表現でも駄目,何を言っているのかがわからなくても駄目である.アサーティブな表現とは,平たくいえば相手を思いやりながらも,きちんと自己主張するということである(**表14-1**,**図14-2**).

　アサーションの観点からみた望ましい対人関係のあり方とは,「まず自分のことを考えるが,相手のことも配慮する」相互的な関係である.これは「相手に気兼ねし自分のことを後回しにする」タイプや,「自分のことばかり考えて相手のことを顧みない」といったタイプの一方向的な対人関係とは異なる.

【アサーションを使用した例】

　　状況：相手の意見とは異なる意見をもっている.

ノンアサーティブ：無言.
アグレッシブ　　：まったく違うと思います.私の意見が正しいです.
アサーティブ　　：なるほどそういう意見なのですね.私は別の意見として○○のような意見をもっています.

表14-1　発言のタイプ分類[2]

タイプ	大切なのは	スタイル	会議では
ノンアサーティブ	その場を逃れる	受け身・同調的　無反応	回りくどい発言
アグレッシブ	自分とその立場	断定的決めつけ　批判・否定	割り込み発言
アサーティブ	互恵的解決	メリット重視　柔軟	提案型発言

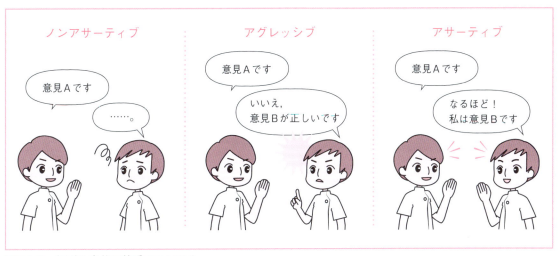

図14-2 相手も自分も尊重するには？

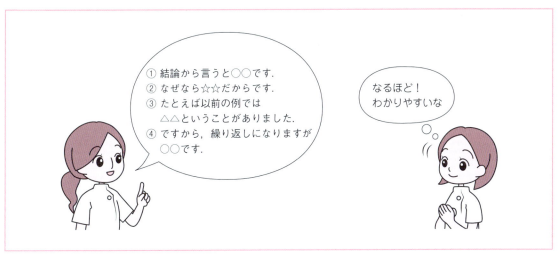

図14-3 結論を最初に伝える発言方法（PREP法）

2 結論を最初に伝える発言方法

　　時間の限られたミーティングで会話をする場合，最初に結論を伝え，次に理由を説明し，事例で理由を補強することが望まれる（PREP法，第5章を参照）（**図14-3**）．

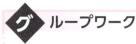ループワーク

2人1組になり，これから話し合いをしたいテーマを3つほど決めましょう．
　そのテーマを解決するためには，会議の目的別プロセスチャートを参考にして，どの種類を使用すればよいか話し合いをしてみましょう．

理解度チェック

- □　ミーティングの目的と過程を理解できたか？
- □　ミーティングの内容に合わせた発言ができたか？
- □　相手を攻撃したり，自分を抑えつけたりしないで発言ができたか？

参考文献
1）榊巻　亮：世界で一番やさしい会議の教科書．日経BP社，2015．
2）平木典子：アサーション・トレーニング．金子書房，2009．

（新井和博）

第15章

メンタルヘルスとコミュニケーション

学修のねらい

- 人間関係を意識したコミュニケーションスキルを身に付ける．
- 良好な環境づくりを意識したコミュニケーションを取ることができる．
- コミュニケーションによってストレス軽減を図ることができる．

1 メンタルヘルスとは

　メンタルヘルス（mental health）とは，精神保健，精神健康などと直訳される．精神健康とは，多次元的な判断が必要であるが，自覚的にはいきいきと生きているような実感があり，大きな葛藤や深刻な不安を抱えていない状態のことである．他覚的には他人との疎通性や協調性が高く，欲求への適応がよく，葛藤や不安からの回復が早い状態のことである．

　WHOによると「精神保健とは，あらゆる個人が自分の可能性を実現する健康の状態と定義される．人生の普通のストレスに対処することができ，生産的にそして有益に働くことができ，そしてコミュニティへ貢献することができる」とある．また健康とは，単に病気でない，弱っていないという状態だけではなく，身体的にも，精神的そして社会的にもすべてが良好な状態にあることをいう．そのため，メンタルヘルスには，人生において日常生活の中で遭遇するさまざまなストレスに対処することができ（コーピング），充実した生活を送り，そしてコミュニティへ貢献することができることも含まれている．

　メンタルヘルス対策は，一次予防としてメンタルヘルス不調の予防，二次予防としてメンタルヘルス不調の早期発見・早期治療，三次予防として職場復帰支援，疾病の再発予防に分けられている（図15-1）．

　発達段階から考えると，18〜22歳前後の学生は青年期にあたる．高校を卒業した後，大学や専門学校に進学し，臨床実習を経て国家試験を受験し，就職する時期である．この時期には，将来への不安や迷い，希望などを感じながら，職業を選択し，職場での関係，家族や友人との関係が安定することで，社会の中での自分の位置付けが定まり「自我同一性」を獲得していくのである．しかし，現在では30歳前後くらいまでモラトリアムが延長し，青年期で獲得する自我同一性を獲得できずにいるといわれている．社会的な状況の変化などによって，自分が望む進路に進めない，自分が望む職場に就職できないなど，これらがストレスとなりメンタルヘルスに影響を与えることが考えられる．

　また，平成23年度版の障害者白書によると平成15年度に厚生労働省が社団法人日本精神科病院協会に委託して実施した調査において，精神障害の発生時の年齢として，外来の精神障害者の精神科初診時では20歳未満が41.0％を占め，40歳以上は20.1％となっている．そして生涯に罹患する精神疾患（DSM分類による）のうち，24歳までには全体の4分の3が発症するといわれている．現在はDSM-5分類（表15-1）が用いられている．この時期の学生は，精神疾患の好発期とも重なるため，精神的な悩みや不調を抱えながら，将来に向けて成長していくのである．

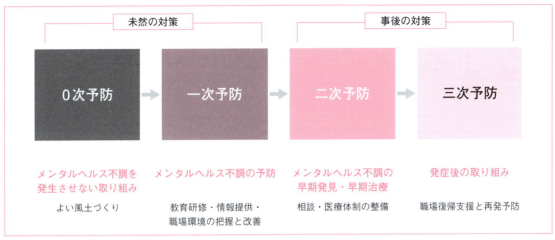

図15-1 メンタルヘルス対策 (資料6より)

表15-1 DSM-5分類

1. 神経発達症候群/神経発達障害群
　知的能力障害群，コミュニケーション症群/コミュニケーション障害群，自閉スペクトラム症/自閉スペクトラム障害，注意欠如・多動症/注意欠如・多動性障害，限局性学習症/限局性学習障害，運動症群/運動障害群，チック症群/チック障害群，他の神経発達症群/他の神経発達障害群
2. 統合失調症スペクトラム障害および他の精神病性障害
3. 双極性障害および関連障害群
4. 抑うつ障害群
5. 不安症群/不安障害群
6. 強迫症および関連症群/強迫性障害および関連障害群
7. 心的外傷およびストレス因関連症候群
8. 解離症群/解離性障害群
9. 身体症状症および関連症群
10. 食行動障害および摂食障害群
11. 排泄症群
12. 睡眠-覚醒障害群
　呼吸関連睡眠障害群，睡眠時随伴症群
13. 性機能不全群
14. 性別違和
15. 秩序破壊的・衝動制御・素行症群
16. 物質関連障害および嗜癖性障害群
　物質関連障害群，非物質関連障害群
17. 神経認知障害群
　認知症（DSM-5）および軽度認知障害（DSM-5）
18. パーソナリティ障害群
　A群パーソナリティ障害，B群パーソナリティ障害，C群パーソナリティ障害，他のパーソナリティ障害群
19. パラフィリア障害群
20. 他の精神疾患群
21. 医薬品誘発性運動症群および他の医薬品有害作用
22. 臨床的関与の対象となることのある他の状態
　対人関係の問題，虐待とネグレクト，教育と職業の問題，住居と経済の問題，社会的環境に関連する他の問題，犯罪または法制度との関係に関連する問題，相談や医学的助言など他の保健サービスの対応，他の心理社会的，個人的，環境的状況に関連する問題，個人歴における他の状況

(文献3より)

2 ストレスとメンタルヘルス

　ストレスには，米国立労働安全衛生研究所（NIOSH）の職業性ストレスモデルを参考として作成した図15-2のストレスモデルのように，ストレスの原因となる①ストレス要因（ストレッサー），その結果生じる心理的反応や生理的反応または行動の②急性ストレス反応，そしてストレスの過程において緩衝作用となったり，さらにプレッシャーとなったりすることもある③ストレスの修飾要因という3つの大きな要素が存在する．強いストレッサーがあると，急性ストレス反応が起こる．ストレス自体は誰にでも存在しうるが，その状態が長期間にわたり続くとストレスに関連する疾病へとつながってしまう可能性がある．そのため，疾病にいたる前の段階で対処をすることが大切である．その際に社会的支援として家族や教員，友達などが話を聞いてくれたり，助言や支援をしてくれたりする場合には，緩衝作用として働き，疾病へとつながる可能性も軽減されるのである．

　平成28年国民生活基礎調査（健康票）における15～24歳のデータをみると，41.5%が悩みやストレスがあると回答している．主な悩みやストレスの原因として，①自分の学業・受験・進学，②自分の仕事，③家族以外の人間関係の順に高い割合を示している（図15-3）．

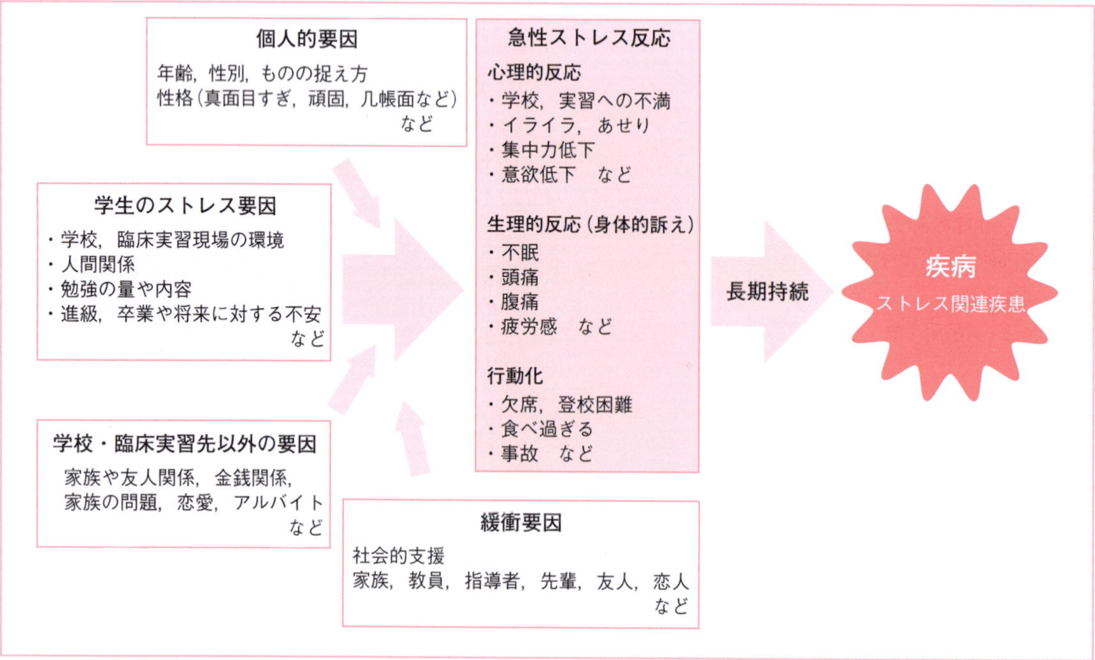

図15-2　ストレスモデル（理学療法学生の例）　　　　　　　　　　　　　　　　　　　　　　　　（資料3より改変）

個人的要因
年齢，性別，ものの捉え方
性格（真面目すぎ，頑固，几帳面など）
　　など

学生のストレス要因
・学校，臨床実習現場の環境
・人間関係
・勉強の量や内容
・進級，卒業や将来に対する不安
　　など

学校・臨床実習先以外の要因
家族や友人関係，金銭関係，
家族の問題，恋愛，アルバイト
　　など

急性ストレス反応
心理的反応
・学校，実習への不満
・イライラ，あせり
・集中力低下
・意欲低下　など

生理的反応（身体的訴え）
・不眠
・頭痛
・腹痛
・疲労感　など

行動化
・欠席，登校困難
・食べ過ぎる
・事故　など

緩衝要因
社会的支援
家族，教員，指導者，先輩，友人，恋人
　　など

長期持続 → **疾病** ストレス関連疾患

また，厚生労働省が行った平成30年の労働安全衛生調査によると，現在の仕事や職業生活に関することで，強いストレスとなっていると感じる事柄がある労働者の割合は58.0％であった．その内容をみると，「仕事の質・量」が59.4％と最も高く，次いで「仕事の失敗，責任の発生等」が34.0％，「対人関係（セクハラ・パワハラを含む）」が31.3％の順であった．

　ストレスに対処するためにはまずは自身のストレスに気付くことから始まる．ストレッサーとなるものがどの程度存在しているのかを知るために日常生活を振り返ってみる．そして，現在の状態がストレス過剰となっていないか自身でチェックをする必要がある．ストレス反応がみられる場合には，コーピングを行い，ストレスの軽減を図ることがメンタルヘルスにおいて大切となる．

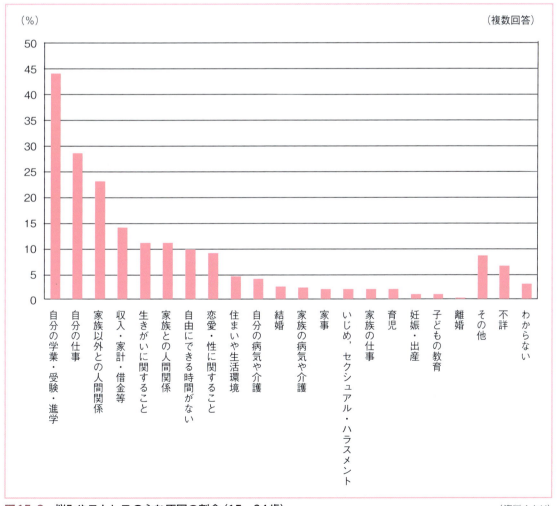

図15-3 悩みやストレスの主な原因の割合（15～24歳） *(資料4より)*

3 自己チェックと対策

1 自己チェック

　メンタルヘルス不調の特異的な診断法や検査はない．そのためメンタルヘルス不調の未然防止の段階である一次予防を強化するためには，現在ストレスが過剰な状態となっていないか確認することが大切であり，そのためにスクリーニング評価がある．スクリーニングには自記式質問紙法が用いられている．スクリーニングを行うための調査用紙として，一般健康調査票(general health questionnaire：GHQ)・学生精神的健康調査(university personality inventory：UPI)・Kessler 10などがある．また，労働安全衛生法の改正により労働者が50人以上いる事業所では2015年12月から毎年1回，労働者に対して医師，保健師などによる心理的な負担の程度を把握するための検査(ストレスチェック)を実施することが義務づけられた．職業性ストレス簡易評価によるストレスの判定については，下記のサイトなどを参考にするとよい．

●ストレスチェックのできるサイト
中央労働災害防止協会(中災防)：http：//www.jisha.or.jp/
「職業性ストレス簡易評価ページ」
働く人のメンタルヘルス・ポータルサイトこころの耳：http：//kokoro.mhlw.go.jp/
「5分でできる職場のストレスチェック」

ワーク1　ストレスの自己チェック

　ストレスが大きくなると，心理面や身体面，日常の行動面に次のような変化があらわれる．自分でチェックしてみよう．

厚生労働省が出している職業性ストレス簡易調査票の簡略版(23項目)

　※注意：学生が使用する場合は，職場＝学校または実習施設

　　　　　　　　　　上司＝先生，先輩，指導者

　　　　　　　　　　同僚＝学校の同期

　上記のように置き換えてチェックしてみましょう．

A．あなたの仕事についてうかがいます．最も当てはまるものに○を付けてください．				
【回答肢(4段階)】　そうだ／まあそうだ／ややちがう／ちがう				
1．非常にたくさんの仕事をしなければならない	そうだ	まあそうだ	ややちがう	ちがう
2．時間内に仕事が処理しきれない	そうだ	まあそうだ	ややちがう	ちがう
3．一生懸命働かなければならない	そうだ	まあそうだ	ややちがう	ちがう
8．自分のペースで仕事ができる	そうだ	まあそうだ	ややちがう	ちがう
9．自分で仕事の順番・やり方を決めることができる	そうだ	まあそうだ	ややちがう	ちがう
10．職場の仕事の方針に自分の意見を反映できる	そうだ	まあそうだ	ややちがう	ちがう

B．最近1か月間のあなたの状態についてうかがいます．最もあてはまるものに〇を付けてください．
【回答肢（4段階）】　ほとんどなかった／ときどきあった／しばしばあった／ほとんどいつもあった

7．ひどく疲れた	ほとんどなかった	ときどきあった	しばしばあった	ほとんどいつもあった
8．へとへとだ	ほとんどなかった	ときどきあった	しばしばあった	ほとんどいつもあった
9．だるい	ほとんどなかった	ときどきあった	しばしばあった	ほとんどいつもあった
10．気がはりつめている	ほとんどなかった	ときどきあった	しばしばあった	ほとんどいつもあった
11．不安だ	ほとんどなかった	ときどきあった	しばしばあった	ほとんどいつもあった
12．落着かない	ほとんどなかった	ときどきあった	しばしばあった	ほとんどいつもあった
13．ゆううつだ	ほとんどなかった	ときどきあった	しばしばあった	ほとんどいつもあった
14．何をするのも面倒だ	ほとんどなかった	ときどきあった	しばしばあった	ほとんどいつもあった
16．気分が晴れない	ほとんどなかった	ときどきあった	しばしばあった	ほとんどいつもあった
27．食欲がない	ほとんどなかった	ときどきあった	しばしばあった	ほとんどいつもあった
29．よく眠れない	ほとんどなかった	ときどきあった	しばしばあった	ほとんどいつもあった

C．あなたの周りの方々についてうかがいます．最もあてはまるものに〇を付けてください．
【回答肢（4段階）】　非常に／かなり／多少／全くない

次の人たちはどのくらい気軽に話ができますか？				
1．上司	非常に	かなり	多少	全くない
2．職場の同僚	非常に	かなり	多少	全くない
あなたが困った時，次の人たちはどのくらい頼りになりますか？				
4．上司	非常に	かなり	多少	全くない
5．職場の同僚	非常に	かなり	多少	全くない
あなたの個人的な問題を相談したら，次の人たちはどのくらいきいてくれますか？				
7．上司	非常に	かなり	多少	全くない
8．職場の同僚	非常に	かなり	多少	全くない

評価基準の例1

㋐B「心身のストレス反応」（11項目）の合計点数を算出し，合計点数が31点以上であるものを高ストレスとする．

㋑A「仕事のストレス要因」（6項目）及びC「周囲のサポート」（6項目）の合計点数を算出し，合計点数が39点以上であって，かつ，「心身のストレス反応」の合計点数が23点以上である者を高ストレスとする．

㋐又は㋑のいずれかに該当する者を高ストレス者と評価する．

点数

A領域）

1～3：そうだ4点／まあそうだ3点／ややちがう2点／ちがう1点

8～10：そうだ1点／まあそうだ2点／ややちがう3点／ちがう4点

B領域）

ほとんどなかった1点／ときどきあった2点／しばしばあった3点／ほとんどいつもあった4点

C領域）

非常に1点／かなり2点／多少3点／全くない4点

参考資料
厚生労働省HP　https://www.mhlw.go.jp/bunya/roudoukijun/anzeneisei12/
数値基準に基づいて「高ストレス者」を選定する方法
労働安全衛生法に基づくストレスチェック制度実施マニュアル（平成28年4月改訂）

2　対策

　ストレスを感じたら，ストレスコーピングを行いストレスとうまく付き合っていくことが大切である．ストレスの対処法として，よく大切にされる3つの「R」というものがある．①レスト（rest）：休息，休養，睡眠，②レクリエーション（recreation）：運動，旅行のような趣味・娯楽や気晴らし，③リラックス（relax）：ストレッチ，音楽などのリラクセーションである．しかし，この3つの「R」のほかにも，自分から友達などに言葉かけをすることでも同様の効果があるといわれている．つらいときは一人で我慢しないで，誰にでもよいのでグチを言うこともストレスの解消になるのである．今抱えている悩みを相談する際，どんなふうに話せばよいのか，また人に悩みを話すことはとても勇気がいることであり，相手に理解し受け入れてもらえるか心配に思うことも多くあるだろう．しかし，一人で抱えることには限界もある．そのため，まずは身近な人に相談をしよう．

　相談するときにすぐに悩みが話せない場合でも，普通の会話をするだけでも気持ちは変化する．また，悩みのすべてを話す必要はないため，話したいことだけ話してみるのもストレスへの対処につながっているのである．身近な人に話したくない場合は，公的な相談窓口やこころの専門家に相談する方法などもある．また，学校などによってはスクールカウンセラーなどの第三者がいて悩みなどの話を聞いてくれる場もある．

　あなたがストレスを感じたとき，強い不安や悩みがあるとき，メンタルヘルスの不調を感じたとき，誰に相談をするのか，最寄りの相談機関や医療機関には，どんなところがあるのかリストアップをしてみよう．

ワーク2　　　困ったときの相談先をあげてみよう！

　あなたがストレスを感じたとき，強い不安や悩みがあるとき，メンタルヘルスの不調を感じたとき，誰に相談をするのがよいだろうか．最寄りの相談機関や医療機関には，どんなところがあるのかリストアップをしてみよう．

相談する人や場所	どんなことを相談しますか？
相談できる友達や友人（名前） ・ ・	
頼りにできる先生や先輩など（名前） ・ ・	
近くの相談機関 （保健所，保健センター，福祉センターなど） ・	
近くの医療機関 ・	
その他 ・	

 ループワーク　　　悩み相談のロールプレイ

　周囲の人（ペアorグループ）と組になり，悩みを抱えている人，相談を受ける人になってみてロールプレイしてみよう．（本当の悩みごとはワークでは話さなくてよい）

4 人間関係を意識したコミュニケーションの取り方

　ストレス要因になるものとして，学業・進路，仕事内容のほかに家族以外の学校や職場内などの人間関係がある．ホーソンの実験によると，職場内のストレスは，職場の環境より人間関係に由来するものが大きいといわれている．厚生労働省の調査からも，対人関係は強いストレスとなる事柄として挙がっている．さらに，理学療法士の仕事では，同職種の関わりだけではなく，対象者を中心にその家族や多職種の人達とチームを作って協力していかなければならず，チーム間において職制によるストレスや多職種の人達とのストレスも加わってくる．ストレス要因は相手だけが問題になるのではなく，相互に原因がある場合が多い．そのため，人間関係のバランスを保つためにもお互いに反省し，歩み寄る必要がある．

　前述したように，人間関係は関わり方によればマイナス面だけでなく，自身にとってプラスの働きとなる非常に重要な役割を果たすのも事実である．学校生活などにおいて，大切な友達の中に調子をくずしている人がいるとき，友達だからこそできるサポートがある．事例からどのように支えることができるか考えてみたい．

―― 会話事例から考えてみよう！！ ――

状況（学内生活）：休み時間に周囲との会話にも参加せず，一人暗い顔で落ち込んでいる友達がいる．

例 1

私	元気がないようにみえるけど，どうしたの？
友達	……….（話しても大丈夫かな…？）
私	そんなふうに塞ぎ込んでいても何も解決しないから言いなよ．――①
	（友達が悩んでいるなら聞いてあげなければ！！）
友達	実は……，学校を辞めたくて…….（わかってもらえるかな？）（心配・不安）
私	ふ〜ん．そうなの．――②
友達	（あれ？　話さないほうがいいのかな？）
	前期の試験が赤点ばかりで，親にも勉強しないで遊んでいるからだってすごく怒られて．もう勉強ばかりの毎日が嫌になっちゃって……（泣）．周りの友達の話を聞くとサークルやバイトをして自分より楽しそうな大学生活をしているのに．
	（勉強，勉強の毎日で息苦しくて…….　私なりにがんばっているのに親にも怒られるし…）
私	でも，自分で望んで入った学校でしょ？　友達と比べていても仕方ないよ．――③
	私だって同じ環境の中でがんばっているのだから．

友達	授業の小テストも自分では覚えたつもりで受けたのに思ったほど点数が取れなかったの……．一人で勉強してもわからないことが多いし全然進まなくて．
	（自分の中ではちゃんとやってきたと思っていたから余計にショックで……）
私	医療系の仕事は人の命にも関わることだから，勉強が難しいのはあたり前だよ．それに覚えたつもりではダメだよ．赤点取らないように毎日少しずつ取り組んでがんばればしっかり覚えられるし，点数が取れるようになれば親にだって怒られないよ．――④
	（私も毎日少しずつ各教科に取り組んでいることで勉強についていけているし，それが今の楽しさにもつながっているから，きっと友達もこうすればよくなるはず）
友達	そうだね……．（私もやってはいるのになぁ……．やっぱり向いてないのかな……．学校辞めたらこんな思いで悩まなくてもいいのかなぁ？）
私	もっとがんばろうよ．（元気出して！）
友達	う〜ん……．（モヤモヤ）

例2

私	元気がないようにみえるけど，どうしたの？――⑤
友達	…….（話しても大丈夫かな……？）
私	私でよければ話を聴くよ．――⑤
	（簡単に打ち明けられないような悩みなのかな？）
友達	実は……，学校を辞めたくて…….（わかってもらえるかな？）（心配・不安）
私	何かあったの？――⑥
	（なんで辞めたいと思っているのかな？　大丈夫かな？）
友達	前期の試験が赤点ばかりで，親にも勉強しないで遊んでいるからだってすごく怒られて．もう勉強ばかりの毎日が嫌になっちゃって……（泣く）．周りの友達の話を聞くとサークルやバイトをして自分より楽しそうな大学生活をしているのに．
	（勉強，勉強の毎日で息苦しくて…….がんばって取り組んでいるのに親にも怒られるし）
私	親に怒られちゃったんだ…….やっているのに怒られたら嫌になっちゃうよね．それに私の周りの友達も同じだよ．自由も多くて楽しそうだよね．――⑦
	（勉強がつらいのに周りが楽しそうだと，羨ましくて余計に自分がつらく感じちゃう気持ちはよくわかるな．それなのに怒られたら……）
友達	授業の小テストも自分では覚えたつもりで受けたのに思ったほど点数が取れなかったの……．一人で勉強してもわからないことが多いし全然進まなくて．
	（自分の中ではちゃんとやってきたと思っていたから余計にショックで……）
私	今回の範囲，難しかったよね．私もよくわからなかったところがある．
友達	そうなの？　よかったら一緒に勉強してくれる？――⑧
	（みんな同じようなことを思っているのかな？）
私	今日一緒に勉強してみる？　まず小テストを見返して，わからないことがあれば先生に聞きに行って教えてもらわない？――⑨
友達	うん．（私の気持ちわかってもらえた．話してみてよかった）

> **解 釈**

① 相手の悩みを無理に聞き出そうとしないほうがよい．
② 相手が打ち明けた思いに対して返事はしているが，軽く受け流しているため，相手に真剣に話を聴く姿勢が伝わっていない．
③ 相手は真剣に悩みを相談しているのに，相手の言うことを否定している．相手の言ったことを頭から否定すると，その後に相手の気持ちや意見が出にくくなってしまうことがある．
④ 相談に対して答えているようにみえるが，「こうしたほうがいい」「こうするべきだよ」と自分の意見を押し付けている．

　相手のことを思ってアドバイスをしているつもりでも逆効果になってしまうこともある．相手の悩みを無理に聞き出そうとしたり，「大丈夫だよ」，「がんばろうよ」などのように安易に励ましたり，相手の悩みや気持ちを否定したり，自分の意見を押し付けるような対応をとってしまうと，相手が気持ちを打ち明けてくれたとしても，「話をしても自分の気持ちは誰にもわかってもらえない……」とさらなる孤独を感じさせてしまう場合もあるので聴き手側は注意が必要である．相手の気持ちに寄り添うためにはどのような聴く姿勢を心がけるのがよいだろうか．

⑤ 聴き手側が身構えてしまうと相手もなかなか話しづらくなってしまうため，最初は普段どおりに気軽に声をかけてみる．相手が話したくないようなら，近くで寄り添い，また「話したくなったら話してね」というようにいつでも聴く姿勢でいることを相手に伝える．
⑥ 相手が話し始めたら，まずは相手と真剣に向き合って聴くことで，相手に寄り添っていることを態度でも伝えることができる．また「何があったの？」と内容を問いかけることで相手も話しやすくなることもある．
⑦ 学生どうしであれば同じ環境で勉強している仲間として共感できることもある．
⑧ 自分から積極的に意見を言うのではなく，"相手から"どうしたいのかが出てくるとよい．
⑨ 友達どうしであれば，ときには「こうしてみる？」など提案したり，一緒に取り組んでアシストしたりすることもよいのではないか．

　相談したいと思っていてもなかなか言い出せないこともある．そのため，相手の様子が気になった場合，こちらから声をかけてきっかけをつくってあげられるとよい．自分の悩みなどを人に話すことはとても勇気がいるため，無理に聴くのではなく，相手のペースで，話したいとき話したいことを聴けるように寄り添い，心配している気持ちを伝えることが大切である．相手が話してくれたら，最後まで相手の話を聴き，相手の気持ちを受け止め，共感できることや一緒に取り組めることがあれば相手のストレスの緩衝作用となることもある．

　今回の例題のように悩みの解決策が簡単に出てくることは少ない．しかし，その場で解決策が出なくても，つらい気持ちを話せるだけでも相手が楽になれることもある．継続して関わり，話を聴いていくうちに相手の中で解決策がみつかるとよい．

　ただし，自分の力だけでは状況が変わらない場合や，落ち込みがひどくて自分を傷つけたり，生命に関わるような行為をしたりする場合は親や教員，学校カウンセラーなどの周りの人にも相談するように勧め，自分だけで抱え込まないようにすることが大切である．

5 コミュニケーションの影響

　メンタルヘルスの不調に気づいたら，まずは相談し対応を考えていくことが大切である．労働安全衛生法第70条の2第1項に基づき厚生労働大臣が公表した指針（平成18年3月31日健康保持増進のための指針公示第3号）として，「労働者の心の健康の保持増進のための指針」がある．この指針では4つのメンタルヘルスケアの推進があげられている（**表15-2**）．①セルフケアとして，自身がストレスに気づき，セルフケアを行う．②ラインによるケア（ラインとは，管理職などのことをいう）として，職場の管理監督者が職場のストレス要因を把握し改善する．③産業保健スタッフによるケアとして，産業医等の産業保健スタッフが，セルフケア，ラインによるケアの実施を支援する．教育研修の企画・実施，情報の収集・提供などを行う．④事業場外資源によるケアとして，メンタルヘルスケアに関する専門機関を活用する．

　これらのケアをするうえでも，またメンタルヘルス不調に対する予防策（**図15-1**）の中の0次予防の取り組みとしても，コミュニケーションは重要な役割を担っている．0次予防の取り組みとして，健全な組織運営が行われる職場の風土づくりに取り組むことが大切である．学内

表15-2　「労働者の心の健康の保持増進のための指針」におけるメンタルヘルスケア

4つのメンタルヘルスケア	
セルフケア 　労働者自身	自身の心の健康づくりのために行う活動 ・ストレスへの気づき ・ストレスへの対処 ・自発的な相談 　　　　　　　　　　　　　　　　　　　　　　　　　　　　　など
ラインによるケア 　管理監督者（上司）	部下に対する心の健康づくり対策のための活動 ・職場環境の把握と改善 ・部下への日常的な配慮 ・メンタルヘルス不調者等の相談対応 ・職場復帰への支援 　　　　　　　　　　　　　　　　　　　　　　　　　　　　　など
事業場内産業保健スタッフ等によるケア 　産業医，衛生管理者，事業場内の保健師などの産業保健スタッフ等	労働者および管理監督者への支援と心の健康づくり対策のために行う活動 ・メンタルヘルスケアの実施に関する企画立案 ・個人の健康情報の取り扱い ・事業場外資源とのネットワークの形成やその窓口 ・職場復帰への支援 　　　　　　　　　　　　　　　　　　　　　　　　　　　　　など
事業場外資源によるケア 　事業場外の機関及び専門家	心の健康づくり対策を支援する活動 ・情報提供や助言を受けるなどサービスの活用 ・ネットワークの形成 ・職場復帰への支援 　　　　　　　　　　　　　　　　　　　　　　　　　　　　　など

(資料6より)

生活においても，共に学び，生活をしていくうえで学内での環境づくりは大切になってくる．よいコミュニケーションが取れる風土をつくることで，自然な形でのメンタルヘルス対策が可能となる．事例からどのようにコミュニケーションを取ることが環境づくりや人間関係に対してよい影響を与えるのか考えてみたい．

―――― 会話事例から考えてみよう！！ ――――

職場内でこんなことが起こってしまったら，その後もよいコミュニケーションが取れるようにするためにどう対処するのがよいだろうか．

状況：今朝までに患者の計画書を作成するように言われていたことを忘れてしまい，今日中に提出するように上司PTに注意された．

例1 （注意された後，計画書を作成しているとき）

上司PT　わからないことはある？今なら時間があるから聞きたいことがあれば何でも聞いてね．
若手PT　……．――①
　　　　（また怒られるのは嫌だから，あまり計画書の内容について聞きたくないなぁ）
　　　　あの〜，今度の社員旅行はどこに行くか決まりましたか？――②
上司PT　そんなことは患者さんを診るのに関係のないことだから，いま聞かなくてもいい内容でしょ．
　　　　（計画書の書き方や患者さんについての質問はしてこないで，関係ないことを聞いてきた．仕事に向き合う態度としてどうなの（怒）？）
若手PT　……．――③
　　　　（上司PTが何でも聞いてって言ったから聞いたのに……．怒らせちゃったよ）
　　　　（帰り際）
上司PT　計画書の提出がまだだけれど，どうしたの？　今日中に提出するように言ったはずよ．なぜ提出して確認してもらおうとしないの．
若手PT　自分なりに作成してみたのですが……．書き方がわからなかったところがあり，まだ提出できる内容までできていません．――④
　　　　（他の先輩PTの計画書を参考に作成してみたけど，担当患者さんの内容が合っているのか不安だし．悩んでいるうちにまとめ方もわからなくなってきちゃった．あ〜あ，上司PTはまた怒っているよなぁ…）
上司PT　帰る前になぜ，できないことを相談しなかったの！　どうするつもりなの？
　　　　（本当に仕事やる気があるの？）（疑いにつながる）
若手PT　何から聞いたらいいのかわからなくて……．
　　　　（怒られるから上司PTに話しかけにくい……）
上司PT　さっき，計画書を書いているときにわからないことはないか聞いたよね？　やったところまで見せてくれたら教えてあげられたでしょ？　なぜ確認しようとしないの．
若手PT　……．
　　　　（怒られるし，わかってもらえないし．もう働きたくないな（涙）…）

例2 **(注意された後,計画書を作成しているとき)**

上司PT　わからないことはある？　今なら時間があるから聞きたいことがあれば何でも聞いてね.

若手PT　まだまとまっていないところもあるのですが，今朝，提出予定だった書類を作成したので一度確認をしていただけますでしょうか. ——⑤
　　　　(内容がまだまとまっていないけれど，一度確認をしてもらおう)

上司PT　どの部分がまとまっていないの？

若手PT　患者さんの身体状態が自分の理学療法評価の結果と合っているのか不安なのと，報告書の書き方が合っているでしょうか？(実際に計画書を確認もらう)

上司PT　患者さんの状態は合っているけれど，もう少しご家族にわかりやすい言葉で記載したほうがいいね．専門用語はできるだけ使わないようにね.

若手PT　わかりました．ありがとうございます.
　　　　(朝は怒られてしまったけれど，できたところまで確認してもらって足りないところが理解できた．これで完成できるかな)
　　　　(帰り際)

若手PT　(上司PTに)もう一度，確認をよろしくお願いします．自分なりにご家族にもわかりやすく伝わるような文章を書いてみたのですが，言葉遣いに不安があるので確認していただきたいです. ——⑥
　　　　(言葉遣いはいつも注意されるので，提出前に確認してもらおう)

上司PT　わかりやすい文章になったね．内容はこのままでいいから，話し言葉になっているところをもう一度手直ししたら，提出してね.

若手PT　はい！　わかりました．すぐに修正します.
　　　　(よかった．今日中に提出ができるぞ！　期日に間に合ってよかった)

解釈

① 怒られたことにより萎縮したり遠慮したりしてしまい話せなくなってしまう．また怒られるのではないかと考えてしまうことでさらに悪循環となる.

② 質問に関して「何でもいいから」と言われても，業務中に患者さんについての相談や質問などを話せる環境をつくることと，世間話や自由に話をすることでは意味合いが違う.

③ 怒られることが重なるとストレス要因となり，徐々に消極的になってしまう.

④ 少しの確認をきちんとしていればお互いに理解が深まり，物事をスムーズに進めていくことができる．また，やるべきことがわからないまま取り組んでも時間だけが過ぎてしまい，期日を守ることもできなくなってしまう.

　注意されることで気持ちが萎縮してしまい，素直に言い出せなくなってどんどん行動や言動が消極的になってしまうことがある．また，後付けで自分の気持ちや状況を説明しても受け手側には言い訳として捉えられてしまうこともあり，円滑な人間関係を形成できずにそれがさらなるストレス要因となってしまうこともある．このように，お互いがコミュニケーションをうまく取れない状況が続くと，それがストレス，強い悩み，不安となって精神的に落ち込んでしまい，体調面にも問題が出てくる.

では，よいコミュニケーションが取れる風土をつくるためには，どのように心がけるのがよいのだろうか．

⑤ 内容を確認することで相手が求めているものと自分の理解の差を確認することができる．
⑥ いつでも相談することができる環境をつくるためには，自分から積極的に確認作業を行う．わからなかったこと，できなかったことなど些細なことでも報告・相談をすることが相手との円滑な関係性の形成につながる．

コミュニケーションのよい風土づくりをするために自分が行う働きかけは，まず普段からあいさつ・お礼・謝罪などをきちんとするように心がける．また，確認作業を怠らず些細なことでも報告し，相談する．

学校や実習・職場内においての取り組みでは，メンタルヘルス不調が発現する前に健康な状態に導くことが大切になる．そのためにはいつでも相談できる環境をつくること，お互いがよい風土づくりに気をつけてコミュニケーションを取ることで円滑な人間関係，速やかな業務の進行が行え，ストレスを抱え込まず，メンタルヘルス対策にもつながるのである．

理解度チェック

☐ メンタルヘルスについて理解ができたか？
☐ ストレスの要因とメンタルヘルスとの関係を理解できたか？
☐ 人間関係を意識したコミュニケーションの取り方について理解できたか？
☐ よいコミュニケーションが取れる風土づくりをすることがメンタルヘルス対策につながることを理解できたか？
☐ ストレスの状態を知り、人に話をすることもストレスの軽減になることが理解できたか？

参考文献

1) 石川瞭子：高校生・大学生のメンタルヘルス対策　学校と家庭でできること．青弓社，2013．
2) Yoshinobu Yamane：ストレスチェック制度　実務・実践関連資料集．株式会社ウェルネット，(2017-1)．
3) 髙橋三郎・大野　裕(監訳)：DSM-5®精神疾患の診断・統計マニュアル．医学書院，2014．

参考資料

1) WHO：精神保健定義．
2) 内閣府：平成23年度版障害者白書．
3) 米国労働安全衛生研究所(NIOSH)：職業性ストレスモデル．
4) 厚生労働省：平成28年国民生活基礎調査；健康票．
5) 厚生労働省：平成24年労働者健康状況調査．
6) 厚生労働省：労働者の心の健康の保持増進のための指針．

(水上志帆)

あとがき

本田 新井さん．コミュニケーションの本なので，あとがきも会話形式でいきませんか．
新井 それはいいですね．
二人 よろしくお願いします．
本田 それでは，本書の作成についての新井さんのこだわりを聞かせてください．
新井 学校教育と臨床教育が切れ目なくつながっているところですかね．
本田 たしかに学生が読みやすいように，学校生活と臨床実習，就職へとつながっていますね．
新井 あとは，コミュニケーションの本なので，編者執筆者が作成にあたり何度もコミュニケーションを取ったことです．本の中で一貫性がないとコミュニケーション不足ということになってしまうので，その空気感があったら負けだなと．
本田 はははは．なるほど．メールや会議など，意見交換が盛り上がりましたね．
新井 そうですよね．この前も3時間ぶっ通しのweb会議でしたね．だけどそれが醍醐味なのかな．一緒に作った皆さんにも感謝ですね．本田さんのこだわりは何ですか？
本田 やはり，現場でありがちな会話例を本書に多く取り入れたことです．会話例を作る際に，職員や実習中の学生に話を聞いて，実際の会話や体験をもとに考えて作ることができました．協力していただいた皆さんに本当に感謝しています．
新井 僕も同じ思いですね．
本田 あとは，本書には注意点があると思っています．本書に掲載した会話が100点満点というわけではないということです．本書の会話をそのまま使うのではなく，本書を読んでご自分の会話を振り返り，解釈も踏まえたうえで，自分なりの教訓を掴むキッカケにしてもらえればと思います．
新井 そうですね．私もそう思います．
本田 また，コミュニケーションは「話す」「聴く」というその場のスキルが注目されがちですが，話す前の準備や誰が話すのかなど，本人の「あり方」も重要だと思います．これは価値観や考え方，癖といってもよいかもしれません．「自分との対話」(第3章)，「タイプ分類」(第4章)で自分や相手を振り返り，「社会人基礎力」(第2章)を育成することによっても，あり方が変化・成長すると思います．
新井 お互いの「あり方」を意識することは大切ですよね．

新井 本田さんは本書作成を通して変化したことってありますか？
本田 私は，優しくなった気がします．
新井 へー，聞いてみたいな．なんでそう思ったのですか．
本田 これまでは，忙しいときに効率性を優先して，会話に関しても結果を急いでいたかもしれません．ですが本書をまとめながら，非言語や相手のペース，感情をより意識して会話するようになったと思います．だから前よりも柔らかくなったのではないかなと．
新井 ちょっと本田さんの職場のスタッフに聞いてみたいですね．
本田 ん〜，優しくなったと言われたことはないし，実際はどうなのかはわからないですが，私に相談してくれる方が最近増えたと思います．

新井　それはいいことですね．醸し出す雰囲気が変わったからかもしれないですね．
本田　ありがとうございます．そうだと嬉しいです．新井さんはどうですか？
新井　前よりも自分のしゃべっている言葉を考えて，意識してていねいに話すようになりましたね．
本田　それはもう一人の自分が上からチェックしているような？
新井　そうそう，分析している自分がいて，分析結果を踏まえてまた表現している感じです．
本田　そのようなことができるようになって相手の反応は変わりましたか？
新井　自分の考えている意図や思いが前よりも伝わりやすくなりました．前は相手が「やります」と言っても実行されてないことがありましたが，今のほうがお願いしたことの重要性も伝わり，早くやってくれるようになったかな．仕事が進みやすくなりました．
本田　それはすごくいいですよね．とても共感できます．そういえば私も，以前は会話の中で，私の説明や発言の熱量と強制力で相手を動かしてしまい，「言われたからしょうがない」と感じさせてしまうことがあったと思うのですが，今は意見交換しながら主体的に動いてもらえることが増えました．
新井　それがさっきお話に出た「優しさ」につながっているのかもしれませんね．
本田　あっ，そうですね．つながる気がします．
新井　こうやって会話をするって，考えをまとめる意味でもいいですね．

本田　最後に新井さんから読者の皆さんへのメッセージをお願いします．
新井　本書は，学校や職場などで日々遭遇しがちな場面に合わせて作りました．学生なら教室や臨床現場，新人ならリハビリテーション室や病棟などへ，ぜひ手軽に持ち歩いて，困ったときにはパッと開いてみてほしいと思います．本田さんは？
本田　私からは「コミュニケーションはスポーツと一緒」ですかね．本を読んでわかったと思っても，そのとおりにできてすぐに結果が出るとは限りません．完璧でなくていいので，自分にできることから実践して，それを繰り返し継続してもらいたいです．「継続は力なり」です．
新井　なるほど．この本には身近で具体的なことがたくさん書いてあるので，実行するためのハードルも低いと思います．ぜひ，思いやりをもちながらコミュニケーションの実践と振り返りを継続することで，働きやすい現場・職場にしていただければと思います．

二人　ありがとうございました．

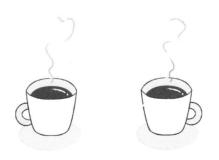

索　引

あ
アイコンタクトトレーニング ………… 30
あいさつ ………………………………… 102
アサーション …………………………… 142
アナライザータイプ …………………… 42

い
医師 ……………………………………… 105
医療安全 ………………………………… 120
医療制度 ………………………………… 10
インシデント …………………………… viii

え
笑顔の表情筋トレーニング …………… 33
エゴグラム ………………………… 36, 37

か
解決 ………………………………… 46, 48
介護報酬制度 …………………………… 10
解消 ………………………………… 46, 51
学生と指導者 …………………………… 70
学生と対象者 …………………………… 73
学生と他職種職員 ……………………… 75
家族 ……………………………………… 116
価値観 …………………………………… 81
看護師 …………………………………… 106
観察 ………………………………… 30, 31
患者 ……………………………………… 113
カンファレンス ………………………… 108

き
聴く ………………………………… viii, 27
聞く ………………………………… viii, 27
基礎学力 ………………………………… 86
教員と学生 ……………………………… 88
共感 ……………………………………… 34

く
クッション言葉 ………………………… viii
グループワークにおけるコミュニケーション ‥ 59
クレーム ………………………………… viii
　　──対応のコミュニケーション …… 130
　　──とは ……………………………… 130

け
敬語 ……………………………………… 66
傾聴 ……………………………………… 27
　　──のポジション …………………… 28
結論を最初に伝える発言方法 ………… 143

こ
好印象のポイント ……………………… 64
行動目標 ………………………………… 63
コーピング ……………………………… viii
個人情報保護法 ………………………… 10
コミュニケーション …………………… 2
　　──エラー …………………………… 120
　　──グラウンド ……………………… 3
　　──スキル …………………………… 27
　　──の3つのカテゴリー …………… 26
　　──の型 ……………………………… 46
　　──の定義 …………………………… 24
　　──の発達段階 ………………… 7, 8
　　──力 ………………… 4, 65, 66, 85
コンテキスト ………………… viii, 88, 139
コンテンツ ……………………………… 139
コントローラータイプ ………………… 40
コンピテンシー …………………… viii, 15
コンプレイン …………………………… 130

さ
財政と医療情勢 ………………………… 10
サポータータイプ ……………………… 42

し
資格取得 ………………………………… 86
自我状態 ………………………………… 38
自己紹介 ………………………………… 102
自己信頼 ………………………………… 51
自己評価 ………………………………… 17
指示の受け方 …………………………… 124
施設見学時のコミュニケーション …… 82
実習がうまくいきやすい学生のあり方 …… 76
実習指導者と学生 ……………………… 92
自分の性格 ……………………………… 36
社会人基礎力 ………… 10, 11, 14, 15
　　──の活かし方 ………………… 18, 19
　　──の育成 …………………………… 17

社会的コミュニケーション ・・・・・・・・・・・・・・・ 7
就職活動で求められる人材像 ・・・・・・・・・・・・ 80
就職基礎能力 ・・・・・・・・・・・・・・・・・・・・・・ 16, 85
就職試験・面接時のコミュニケーション ・・・・・ 83
情緒的コミュニケーション ・・・・・・・・・・・・・・ 51
承認 ・・・・・・・・・・・・・・・・・・・・・・・・・・・・・・・ 30
情報セキュリティ ・・・・・・・・・・・・・・・・・・・・・ 10
職業人意識 ・・・・・・・・・・・・・・・・・・・・・・・・・ 85
職場でのコミュニケーション ・・・・・・・・・・・・ 102
人口ピラミッド ・・・・・・・・・・・・・・・・・・・・・・・ 5
人材育成サイクル ・・・・・・・・・・・・・・・・・・・・ 92
診療報酬制度 ・・・・・・・・・・・・・・・・・・・・・・・ 10

す

ストレス ・・・・・・・・・・・・・・・・・・・・・・・・・・・ 148
　──チェック制度 ・・・・・・・・・・・・・・・・・・ viii
　──の自己チェック ・・・・・・・・・・・・・・・・ 150
　──反応 ・・・・・・・・・・・・・・・・・・・・・・・・・ viii
　──モデル ・・・・・・・・・・・・・・・・・・・・・・・ 148

せ

成長を促す7つの質問 ・・・・・・・・・・・・・・・・・ 78
成長を促すコミュニケーションサイクル ・・・・・ 92
世代間におけるコミュニケーションの
　取り方の違い ・・・・・・・・・・・・・・・・・・・・・ 38
先輩や上司 ・・・・・・・・・・・・・・・・・・・・・・・・ 104
先輩理学療法士と新人理学療法士 ・・・・・・・・ 92

そ

相談先 ・・・・・・・・・・・・・・・・・・・・・・・・・・・ 153

た

第一印象 ・・・・・・・・・・・・・・・・・・・・・・・・・・・ 33
第三者評価 ・・・・・・・・・・・・・・・・・・・・・・・・・ 10
対人コミュニケーションの構図 ・・・・・・・・・・・ 88
多職種連携 ・・・・・・・・・・・・・・・・・・・・・・・・・ viii

ち

地域包括ケアシステム ・・・・・・・・・・・・・・・・ viii
チームステップス ・・・・・・・・・・・・・・・・・・・・ 121
チームワーク ・・・・・・・・・・・・・・・・・・・ 10, 20
チャネル ・・・・・・・・・・・・・・・・・・・ viii, 25, 88

つ

伝える ・・・・・・・・・・・・・・・・・・・・・・・・・・・・・ 31
伝わる ・・・・・・・・・・・・・・・・・・・・・・・・・・・・・ 31

て

定量的評価方法 ・・・・・・・・・・・・・・・・・・・・・ 10

な

納得感 ・・・・・・・・・・・・・・・・・・・・・・・・・・・・ 53
悩み相談 ・・・・・・・・・・・・・・・・・・・・・・・・・ 153

の

ノイズ ・・・・・・・・・・・・・・・・・・・・・・・・・・・・・ 90

は

パーソナリティ ・・・・・・・・・・・・・・・・・・・・・・・ ix
パーソナルスペース ・・・・・・・・・・・・・・・ ix, 29
ハンドオフ ・・・・・・・・・・・・・・・・・・・・・・・・・ 127

ひ

引き継ぎ ・・・・・・・・・・・・・・・・・・・・・・・・・・ 127
ビジネスマナー ・・・・・・・・・・・・・・・・・・・・・・ 86
ヒューマンエラー ・・・・・・・・・・・・・・・・ ix, 120

ふ

服装と身だしなみのチェック表 ・・・・・・・・・・・ 32
振り返り ・・・・・・・・・・・・・・・・・・・・・・・・・・ 134
プロセスレコード ・・・・・・・・・・・・・・・・・・・・ 112
プロモータータイプ ・・・・・・・・・・・・・・・・・・・ 42
分析方法 ・・・・・・・・・・・・・・・・・・・・・・・・・・ 10

ほ

報告 ・・・・・・・・・・・・・・・・・・・・・・・・・・・・・ 134
報告・連絡・相談 ・・・・・・・・・・・・・・・・・・・ 126
ホーソンの実験 ・・・・・・・・・・・・・・・・・・・・・・ ix

ま

マズローの基本的欲求の五段階層 ・・・・・・・・ 31

み

ミーティングでのコミュニケーション ・・・・・・ 138

め

目線 ・・・・・・・・・・・・・・・・・・・・・・・・・・・・・・ 29
メッセージ ・・・・・・・・・・・・・・・・・・・・・・・・・ 88
メンタルヘルス ・・・・・・・・・・・・・・・・・・・・・ 146
　──対策 ・・・・・・・・・・・・・・・・・・・・・・・・ 147
　──不調 ・・・・・・・・・・・・・・・・・・・・・・・・・ ix

も

申し送り時の復唱 ················· 125
問題解決 ················· 10, 49, 50

ゆ

ゆとり世代 ················· ix, 4

よ

養成課程 ················· 9

り

リーダーシップ ················· 10
リフレーミング ················· ix, 51
良好なコミュニケーション ················· 58
臨床現場でのコミュニュケーション ········ 112
臨床実習 ················· 64
　── 1日目のあいさつ ················· 64

れ

レジリエンス ················· ix

ろ

労働者の心の健康の保持増進のための指針 ·· 158
ロールモデル ················· ix
ロジカルシンキング ················· ix
論理的コミュニケーション ················· 48
論理的な話し方 ················· 48

わ

若者 ················· 4, 39
わかりやすい話し方 ················· 64

数字

2 チャレンジルール ················· 126
5W2H ················· ix, 53

A

AH マズロー ················· ix
ALACT モデル ················· 134, 135

C

CSI ················· 41
CUS ················· 126

D

DSM-5 ················· ix, 147

G

GHQ ················· ix

I

I PASS the BATON ················· 127
ISO ················· ix

J

JCI ················· ix

K

Kessler 10 ················· ix
KJ 法 ················· x

P

PBL ················· x
PDCA サイクル ················· 93, 94
　──のスパイラルアップ ················· 94
PREP 法 ················· 48, 143

Q

QOL ················· x

S

SBAR ················· 122

T

TPO ················· x

U

UPI ················· x

会話例とワークで学ぶ
理学療法コミュニケーション論　　ISBN978-4-263-26582-6

2018年12月5日　第1版第1刷発行
2020年6月20日　第1版第2刷発行

編集　三　宅　わか子
　　　松　本　　　泉
　　　新　井　和　博
　　　本　田　知　久
発行者　白　石　泰　夫
発行所　医歯薬出版株式会社
〒113-8612　東京都文京区本駒込1-7-10
TEL.（03）5395-7628（編集）・7616（販売）
FAX.（03）5395-7609（編集）・8563（販売）
https://www.ishiyaku.co.jp/
郵便振替番号 00190-5-13816

乱丁，落丁の際はお取り替えいたします．　　印刷・木元省美堂／製本・榎本製本
Ⓒ Ishiyaku Publishers, Inc., 2018. Printed in Japan

本書の複製権・翻訳権・翻案権・上映権・譲渡権・貸与権・公衆送信権（送信可能化権を含む）・口述権は，医歯薬出版㈱が保有します．
本書を無断で複製する行為（コピー，スキャン，デジタルデータ化など）は，「私的使用のための複製」などの著作権法上の限られた例外を除き禁じられています．また私的使用に該当する場合であっても，請負業者等の第三者に依頼し上記の行為を行うことは違法となります．

JCOPY ＜出版者著作権管理機構　委託出版物＞
本書をコピーやスキャン等により複製される場合は，そのつど事前に出版者著作権管理機構（電話 03-5244-5088，FAX 03-5244-5089，e-mail：info@jcopy.or.jp）の許諾を得てください．